中益黄精

中益乡人民政府
西南大学
组织编写

李学刚　刘登峰　隆凤祥　主编

西南大学出版社
国家一级出版社　全国百佳图书出版单位

图书在版编目(CIP)数据

中益黄精 / 李学刚, 刘登峰, 隆凤祥主编. —— 重庆:
西南大学出版社, 2023.6
ISBN 978-7-5697-1868-3

Ⅰ. ①中… Ⅱ. ①李… ②刘… ③隆… Ⅲ. ①黄精 –
介绍 Ⅳ. ①R282.71

中国国家版本馆CIP数据核字(2023)第105060号

中益黄精
ZHONGYI HUANGJING

主　　编:李学刚　刘登峰　隆凤祥
副 主 编:余　建　叶小利　王祥生

责任编辑:杜珍辉　曹园妹
责任校对:朱春玲
特约校对:何思琴
封面设计:散点设计
排　　版:张　艳
出版发行:西南大学出版社(原西南师范大学出版社)
　　　　　　地址:重庆市北碚区天生路2号
印 刷 者:重庆升光电力印务有限公司
幅面尺寸:170 mm×240 mm
印　　张:14
字　　数:229千字
版　　次:2023年6月　第1版
印　　次:2023年6月　第1次印刷
书　　号:ISBN 978-7-5697-1868-3
定　　价:68.00元

编委会

序一

苦的尽头，甜的起点

苦的尽头一定是甜，要不怎么会有"苦尽甘来"之说呢？

说到石柱的特产，不，一说到石柱，几乎所有人都会立即想到黄连。石柱黄连是重庆市石柱土家族自治县特产、中国国家地理标志产品，故而石柱又有"中国黄连之乡"的美誉。曾经在这里的人们能体验到两种苦：一种是黄连的苦，俗话说"哑巴吃黄连，有苦说不出"，可以想象黄连之苦，但这种苦，是药，是大家需要的。一种是生活的苦，石柱"两山夹一槽"，曾经是国家扶贫开发工作重点县，以前在这里生活，是相当不易的，这种生活的苦，不是石柱人想要的。

怎样才能"苦中作乐"？

石柱土家族自治县中蜂养殖历史悠久，是"中华蜜蜂之乡"。中益乡的人更是积极打造了一个蜜蜂特色小镇，将天上"飞着的甜蜜"搋进了"罐子"里。

可那种甜蜜是"天上飞的"，石柱人还想要踏踏实实的甜，这种甜只有生长在祖祖辈辈生活的这片土地上，那才叫踏实。

大自然是神奇的，总是在给你苦辣的同时，也会给你甜蜜。石柱人是率真和聪明的，不仅可以"苦中作乐"，而且会"苦中寻乐"，据《石柱县志》《中益乡志》记载，石柱中益本地的野生黄精品质优，质量稳定，多糖含量和皂苷含量较高，质量居渝东片区之首。2017年以前，就有极少数具有生意头脑的

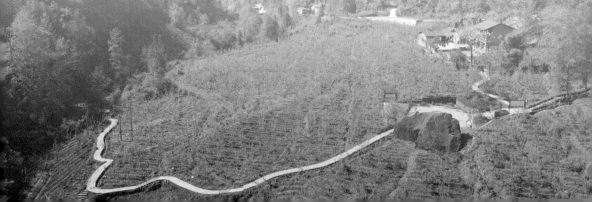

农民将野生黄精移植到家园附近人工种植,在这片苦蒿蒿(方言,指很苦)的土地上,他们最早尝到了甜头。

我初识黄精,其实也是缘于一场对"苦"的追索。几年前去安徽九华山旅游,得知此山为地藏菩萨说法的道场。佛典记载,地藏菩萨自誓必尽度六道众生,拯救诸苦,始愿成佛。当地有一种重要的旅游特产即九华黄精,"北有人参,南有黄精",据说地藏王平日即以野生黄精为食,用来修身养生。

黄精养生益寿并非牵强附会,《本草纲目》中有载:"黄精宽中益气,使五脏调良,肌肉充盛,骨髓坚强,其力增倍,多年不老……"而现代科学也已验证:黄精富含人体必需的多种微量元素,以及蛋白质、淀粉、氨基酸等多种成分,具有补肾、降血脂、防止动脉血管硬化、促进胰岛素活性等功效。

可就是这么一种佳品,从"历史"的角度来讲,它却并不是一种甜蜜的寄托。《滇南本草》云:"洗净,九蒸,九晒,服之甘美。俗亦能救荒,故名救穷草。"《本草纲目》也曾提道:"九蒸九曝,可以代粮,又名米铺。"

回到石柱,回到中益,中益黄精也曾是救命粮。据湖北咸丰活龙坪《谭氏族谱》记载,清咸丰末年(约1860年),石柱沿江地区遭遇大旱,饥民无数,在中益乡的龙河峡谷里,几欲饿倒的他们有幸遇到了较为庞大的野生黄精群,采挖了黄精根茎作为干粮,才最终翻越了七曜山。黄精根叶花实皆可食,肉质茎脆嫩甘甜,食用爽口,将可能活命的黄精咽下去,他们心里却苦到了极点。

终于,千百年的苦在石柱中益乡走到了尽头,慢慢变成了甜。2017年8月,中益乡被重庆市委、市政府确定为全市18个深度贫困乡镇之一,市委办公厅帮扶集团入驻中益乡,经过认真调研,帮扶集团和中益乡党委政府选择在华溪村发展黄精产业,中益黄精产业开始起步发展。

2019年4月15日,习近平总书记来到中益乡华溪村视察调研,了解到该村通过种植中药材黄精等特色经济作物带动村民脱贫后,满意地说,"产业选准了就要发展好"。总书记的殷殷嘱托,给华溪村和中益乡继续发展黄精产业指明了方向,坚定了当地干部群众进一步壮大黄精产业的信心和决心。

地藏菩萨与黄精的故事毕竟只是传说,而在石柱,在中益乡,黄精与"拯救诸苦"载入了史册,而我们,都是历史的见证者和亲历者,也是耕耘者——在脱贫攻坚战中圆满实现"两不愁三保障",历史上愁吃挨饿的时代已经一去不复返,乡村振兴又拉开了历史新的帷幕——这块土地上,从此再无苦,极具药用健身价值的中益黄精产业也迅速进入一个新的发展时期。中益黄精从此断了"苦根",只剩下了甜,无穷无尽的甜。

"苦有尽头",这个"尽头"在石柱中益乡。甜无"尽头",却有"起点",甜的"起点"也在石柱中益乡,就在那成片的黄精地里。

陈泰湧(重庆市新闻媒体作协秘书长,

重庆日报报业集团上游新闻文化频道负责人)

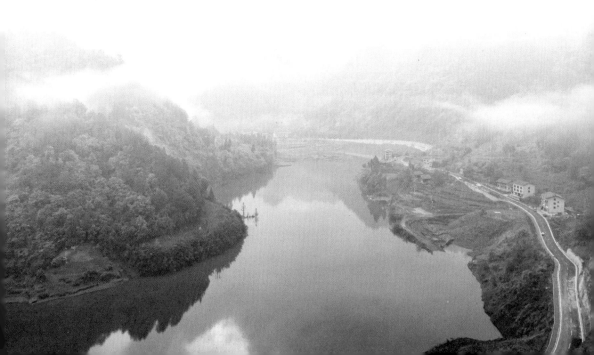

序二

这是一片甜蜜的天地

美食，是能给人类带来味觉和心灵快乐的。我喝过甜茶，吃过甜果，却没有吃过自身材质微甜的甜面条。但是，在重庆东部、长江南岸大山深处的中益乡，我第一次品尝到了这种神奇的甜蜜的黄精面条。

中国地大物博，共有4万多个街道乡镇，石柱土家族自治县的中益乡只是其中之一。这里山清水秀，既有连绵起伏的群山，又有蜿蜒流淌的溪河；这里物产丰富，不仅是远近闻名的"中华蜜蜂小镇"，还是重庆东部著名的野生黄精产地。

正由于中益山清水秀、山好水好，才孕育了绿色天然的高质量野生蜂蜜和黄精。据中国古代的无数典籍记录，黄精具有较强的药用健身价值，有补气养阴、健脾、润肺、益肾、提高免疫力等功效。《石柱县志》《中益乡志》则证实，中益野生黄精品质优，质量稳定，多糖含量和皂苷含量较高，质量居渝东片区之首。不过，在漫长的历史长河中，中益的野生黄精只是零星生长在山中，偶有村民将其移植到家园附近的荒地，无法用好黄精的药用价值，只是将其拿来食用救荒。直到2017年，脱贫攻坚驻村工作队和帮扶集团入驻中益乡，和乡党委、政府一班人精诚团结、思考谋划，将野生黄精作为重点产业来发展，中益黄精终于驶上了发展快车道。

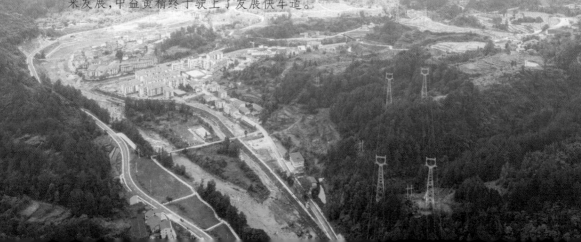

中益野生黄精的品质和特效，吸引了西南大学农学专家的技术加盟，吸引了海外归来企业家的投资入驻，加上当地党员干部的帮扶引领和村民群众的努力"奔跑"，中益黄精的种植规模已扩大到2 000余亩，全乡有了野生黄精种苗繁育基地和深加工精加工生产厂家。

而今，中益黄精已成为当地村民增收致富的主要支柱产业，已开发出包括黄精茶、黄精果脯、黄精颗粒、黄精面条、黄精桃片在内的中益黄精大健康系列产品，实现了畅销国内外的宏图目标。原来，中益黄精面之所以自带甜蜜，正是因为里面野生黄精含量较高；而将野生黄精融入一日三餐的面条中，正是中益黄精产业的一大探索创举。

在中益，黄精花为蜜蜂提供了药用花蜜，让蜂蜜的甜有一种特殊的药味，让这里的蜂蜜有了更好的药用价值。走在中益，我们头顶的天空上有嗡嗡飞舞的蜜蜂，脚下的大地里有蔚然生长的黄精。蜂蜜是甜的，黄精虽然微涩，但味道总的来说也是甘甜的；完全可以这么说，这里的天地都充满了甜蜜，我们正走在一片甜蜜的天地世界中。

这是一片甜蜜的天地，是实现脱贫攻坚和乡村振兴无缝衔接的幸福天地。

祝愿中益黄精越来越好，中益乡村越来越美，中益人民的生活越来越甜蜜、日子越来越幸福！

泉流（中国作家协会会员）

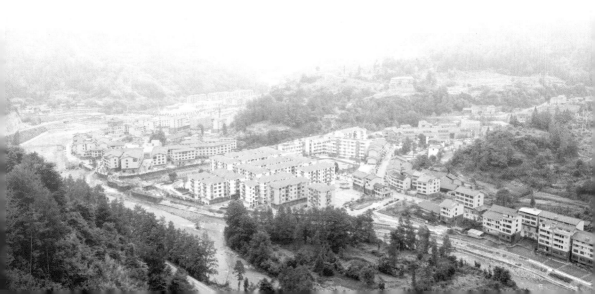

目 录

壹 第一章
黄精概述
HUANGJING GAISU

黄精属为百合科(Liliaceae)多年生草本植物,分布于全国各地。黄精为《中华人民共和国药典》(2020版)收载的常用中药材,也是《药食同源目录大全》(2021年最新版)公示的既是食品又是药品的中药材之一。《中华人民共和国药典》(2020版)收载入药的黄精有3种:滇黄精 *Polygonatum kingianum* Coll. et Hemsl.(习称大黄精)、黄精 *P. sibiricum* Redouté(习称鸡头黄精)和多花黄精 *P. cyrtonema* Hua(习称姜形黄精)。黄精具有补气养阴、健脾、润肺、益肾之功效,用于脾胃气虚、体倦乏力、口干食少、肺虚燥咳、劳咳咯血、精血不足、腰膝酸软、须发早白、内热消渴等症。

第一节 黄精的分布和种类

一、黄精的世界分布和种类

据《中国植物志》记载,黄精属植物在全世界约有40个种,广布于北温带。我国有31种,在全国各地均有分布(见表1-1),其中某些种为特定地区的特有物种。

表1-1 部分黄精植物分布

黄精品种	中国的分布区域	世界的其他分布区域
黄精(*Polygonatum sibiricum*)	黑龙江、吉林、辽宁、河北、山西、陕西、内蒙古、宁夏、甘肃、河南、山东、安徽、浙江、四川、重庆	朝鲜、蒙古国等国家和俄罗斯西伯利亚东部地区
滇黄精(*P. kingianum*)	云南、贵州、四川、重庆	越南、缅甸
多花黄精(*P. cyrtonema*)	四川、重庆、贵州、湖南、河南、浙江、湖北、安徽、福建、广西、江苏、江西、广东	未知
细根茎黄精(*P. gracile*)	陕西、甘肃、山西	未知

中益黄精

黄精品种	中国的分布区域	世界的其他分布区域
独花黄精(*P. hookeri*)	四川、重庆、云南、西藏、青海、甘肃	印度
湖北黄精(*P. zanlanscianense*)	四川、陕西、贵州、江苏、湖南、河南、江西、湖北、甘肃	未知
轮叶黄精(*P. verticillatum*)	西藏、云南、重庆、四川、青海、甘肃、陕西、山西	欧洲经西亚至尼泊尔、不丹
格脉黄精(*P. tessellatum*)	云南	缅甸
卷叶黄精(*P. cirrhifolium*)	西藏、四川、重庆、宁夏、甘肃、青海、云南、陕西	尼泊尔、印度等国家
新疆黄精(*P. roseum*)	新疆	俄罗斯、哈萨克斯坦等国家
长苞黄精(*P. desoulayi*)	黑龙江	俄罗斯远东地区
点花黄精(*P. punctatum*)	四川、广西、云南、广东、贵州、西藏	越南、尼泊尔、不丹、印度
距药黄精(*P. franchetii*)	四川、湖南、陕西、湖北	未知
对叶黄精(*P. oppositifolium*)	西藏	尼泊尔、不丹、印度
二苞黄精(*P. involucratum*)	辽宁、黑龙江、河北、河南、山西、吉林	朝鲜等国家和俄罗斯远东地区
节根黄精(*P. nodosum*)	四川、湖北、云南、甘肃	未知
短筒黄精(*P. altelobatum*)	台湾	未知
大苞黄精(*P. megaphyllum*)	山西、甘肃、河北、陕西	未知
热河黄精(*P. macropodium*)	山西、辽宁、山东、河北	未知
粗毛黄精(*P. hirtellum*)	四川(西南部)、甘肃(南部)	未知
长梗黄精(*P. filipes*)	浙江、福建、江西、江苏、安徽、广东、湖南	未知
狭叶黄精(*P. stenophyllum*)	辽宁、吉林、黑龙江	朝鲜等国家和俄罗斯远东地区
垂叶黄精(*P. curvistylum*)	四川(西部)、云南(西北部)	未知

续表

黄精品种	中国的分布区域	世界的其他分布区域
棒丝黄精(*P. cathcartii*)	四川、云南、西藏	印度
阿里黄精(*P. arisanense*)	台湾	未知
互卷黄精(*P. alternicir-rhosum*)	陕西、甘肃、重庆、四川	未知
五叶黄精(*P. acuminati-folium*)	河北、吉林	俄罗斯远东地区

来源:参考自《中国植物志》。

二、个别药用黄精品种

1.滇黄精

形态特征(Description):根状茎近圆柱形或近连珠状,结节有时作不规则菱状,肥厚,直径1—3 cm。茎高1—3 m,顶端作攀援状。叶轮生,每轮3—10枚,条形、条状披针形或披针形,长6—20(—25) cm,宽3—30 mm,先端拳卷。花序具(1—)2—4(—6)花,总花梗下垂,长1—2 cm,花梗长0.5—1.5 cm,苞片膜质,微小,通常位于花梗下部;花被粉红色,长18—25 mm,裂片长3—5 mm;花丝长3—5 mm,丝状或两侧扁,花药长4—6 mm;子房长4—6 mm,花柱长(8—)10—14 mm。浆果红色,直径1.0—1.5 cm,具7—12颗种子。花期3—5月,果期9—10月。(见图1-1)

分布(Distribution):产云南、四川、贵州、重庆等地。生林下、灌丛或阴湿草坡,有时生岩石上,海拔700—3 600 m。越南、缅甸也有分布。

用途(Use):根状茎也作黄精用。(见1978年《中国植物志》第15卷65页)

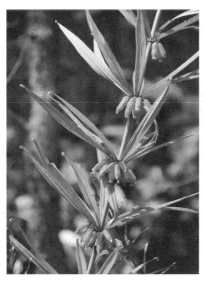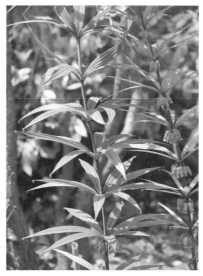

图1-1　滇黄精

2.多花黄精

形态特征(Description)：根状茎肥厚,通常连珠状或结节成块,少有近圆柱形,直径1—2 cm。茎高50—100 cm,通常具10—15枚叶。叶互生,椭圆形、卵状披针形至矩圆状披针形,少有稍作镰状弯曲,长10—18 cm,宽2—7 cm,先端尖至渐尖。花序具(1—)2—7(—14)花,伞形,总花梗长1—4(—6)cm,花梗长0.5—1.5(—3.0)cm;苞片微小,位于花梗中部以下,或不存在;花被黄绿色,全长18—25 mm,裂片长约3 mm;花丝长3—4 mm,两侧扁或稍扁,具乳头状突起至具短绵毛,顶端稍膨大乃至具囊状突起,花药长3.5—4.0 mm;子房长3—6 mm,花柱长12—15 mm。浆果黑色,直径约1 cm,具3—9颗种子。花期5—6月,果期8—10月。(见图1-2)

分布(Distribution)：产四川、贵州、湖南、湖北、河南(南部和西部)、江西、安徽、江苏(南部)、浙江、福建、广东(中部和北部)、广西(北部)、重庆等地。生林下、灌丛或山坡阴处,海拔500—2 100 m。

用途(Use)：我国南方地区作黄精用。(见1978年《中国植物志》第15卷64页)

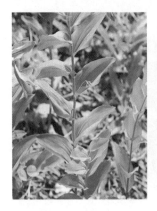 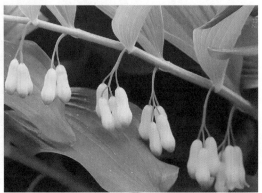

图1-2 多花黄精

3.黄精

形态特征(Description)：根状茎圆柱状，由于结节膨大，因此"节间"一头粗、一头细，在粗的一头有短分枝(中药志称这种根状茎类型所制成的药材为鸡头黄精)，直径1—2 cm。茎高50—90 cm，或可达1 m以上，有时呈攀援状。叶轮生，每轮4—6枚，条状披针形，长8—15 cm，宽(4—)6—16 mm，先端拳卷或弯曲成钩。花序通常具2—4朵花，似成伞形状，总花梗长1—2 cm，花梗长(2.5—)4.0—10.0 mm，俯垂；苞片位于花梗基部，膜质，钻形或条状披针形，长3—5 mm，具1脉；花被乳白色至淡黄色，全长9—12 mm，花被筒中部稍缢缩，裂片长约4 mm；花丝长0.5—1.0 mm，花药长2—3 mm；子房长约3 mm，花柱长5—7 mm。浆果直径7—10 mm，黑色，具4—7颗种子。花期5—6月，果期8—9月。(见图1-3)

分布(Distribution)：产黑龙江、吉林、辽宁、河北、山西、陕西、内蒙古、宁夏、甘肃(东部)、河南、山东、安徽(东部)、浙江(西北部)等地。生林下、灌丛或山坡阴处，海拔800—2 800 m。朝鲜、蒙古国和俄罗斯西伯利亚东部地区也有分布。

用途（Use）：根状茎为常用中药"黄精"。（见1978年《中国植物志》第15卷78页）

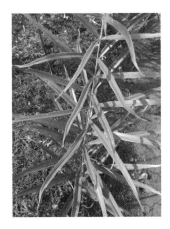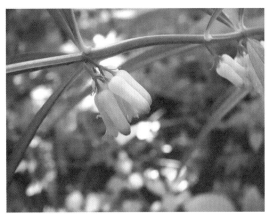

图1-3 黄精

三、大叶黄精

大叶黄精（见图1-4），又称不倒苗黄精，主要分布在四川、重庆、贵州等地。《四川植物志》将其定名为大叶黄精，为滇黄精的变种。《中国植物志》也将其作为疑似滇黄精看待。大叶黄精适应性强、生长快、产量高，一年四季生长发芽，结种子植株、开花植株、新芽植株同时存在。

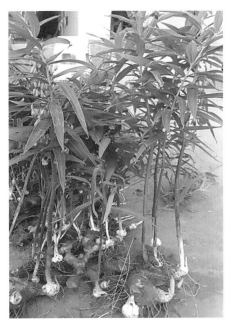

图1-4 大叶黄精

四、中益黄精

早在魏晋南北朝时期就有黄精在全国各地分布的记载（"今处处有"《本草经集注》），其主要产于两座山之间的峡谷地带（"生山谷"，《名医别录》）。据《石柱县志》记载，石柱"县境各地"均产野生黄精。中益乡地处巫山、大娄山海拔 1 000 m 左右的褶皱地带，自古就盛产野生黄精（见图1-5）。据《石柱年鉴》（2019，中国书籍出版社）记载：中益黄精品质纯正，种植土壤、气候适宜，年种植面积1 000亩（一亩约等于667 m²），年产值8 000万元，是农民增收致富的主要项目之一，每年农户采收的野生黄精可达几十吨到几百吨。

据专家考证，中益本土的黄精属于滇黄精的一个变种"大叶滇黄精"（*Polygonatum kingianum* var.*grandifolium*），主要分布在灌木林和稀疏的林地中（见图1-5和图1-6）。中益野生黄精株高可超过2 m，根状

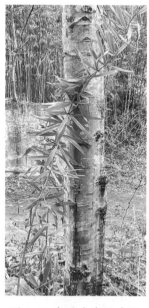 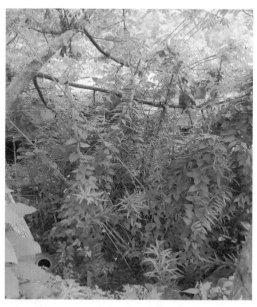

图1-5 中益乡森林中的　　图1-6 中益乡村核桃树下的野生黄精
　　　野生黄精

茎近圆柱形或近连珠状,有时不规则菱状,肥厚,直径1—10 cm甚至更大;最初的幼苗仅具有1枚椭圆形的叶片(长4—8 cm,宽2—3 cm),后来形成互生披针形、对生披针形,长成的植株其叶可全部为互生或兼有对生,也可以极大多数为多叶轮生或近轮生,每轮3—6枚,栽培环境下可达10枚,而上部和下部的叶片通常互生、对生或近对生,条状披针形或披针形,长5.0—27.0 cm,宽5.0—32.0 mm,先端通常强烈卷曲;花色多种,按黄绿色—浅黄色—黄色—红色顺序过渡变化,总状花序1—8朵,花长0.6—1.4 cm;浆果橙红至红色,直径1—2 cm,具6—14颗种子;花期4—6月,果成熟期10—11月;产于海拔600—1 800 m的森林中(见图1-7)。中益黄精对光的适应性较强,露地栽培能够正常生长,为多倍体或异倍体。

中益乡已建成黄精育苗基地和示范基地2 000余亩(见图1-7至图1-10),除本土黄精(大叶滇黄精)以外,还引入了多花黄精等品种。

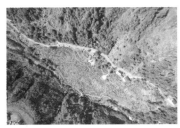

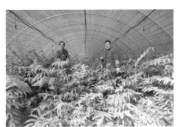

图1-7 位于两山之间峡谷地 　　图1-8 中益黄精育苗基地
　　带的中益乡黄精基地

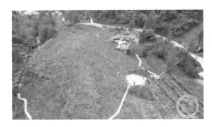

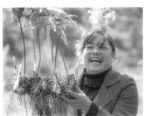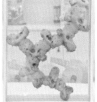

图1-9 中益黄精示范基地 　　图1-10 中益黄精块根
　　(引自上游新闻)

第二节　黄精栽培

黄精的栽培历史悠久。唐诗《寄王侍御》"见欲移居相近住,有田多与种黄精"和《见李白诗又吟》"一池荷叶衣无尽,两亩黄精食有余"等诗句表明,在唐朝黄精就被广泛栽培,其栽培史已有1 000多年。《本草纲目》也有"黄精野生山中,亦可劈根长二寸,稀种之,一年后极稠,子亦可种"等人工种植记载。

一、黄精的繁殖

1. 根状茎繁殖

于晚秋或早春3月下旬前后选1—2年生健壮、无病虫害的植株根茎,取先端幼嫩部分,截成数段,每段有3—4节,伤口稍加晾干,按行距22—24 cm,株距10—16 cm,深5 cm栽种,覆土后稍加镇压并浇水,以后每隔3—5 d浇水1次,使土壤保持湿润。于秋末种植时,应在土上盖一些圈肥和草以保暖。

2. 种子繁殖

黄精种子繁殖可有效克服传统根茎繁殖成本高且易退化的缺陷。黄精种子繁殖技术难度较高:黄精种子具有休眠特性,自然条件下萌发率低;黄精种苗出苗期长且不整齐,多数种子要经历2个冬季休眠期后,才能长出1片真叶,从播种到成苗一般需要4—5年。研究打破黄精种子休眠、促进种子萌发的方法及机制,加速黄精种苗的快速形成,对于黄精产业的发展意义重大。

(1)种子采收与处理。

采集黄精母株健壮、无病虫害、果实饱满的种子:当浆果从绿色转为墨绿色或黑色(多花黄精)(大叶滇黄精种子为黄色),表现出成熟特征时采收,过早采收影响发芽率,过迟采收种子自然散落。

将采收的黄精果实置于通气环境下堆沤7—10 d,装进袋中或加入约1/3体积细沙用脚揉搓,直至将果皮和果肉完全去除,用清水冲洗,去净细沙和杂质,滤净水分。种子长途寄送不能用塑料袋,要保持透气,忌失水和发热变质。

(2)种子湿沙混藏。

播种前进行湿沙低温贮藏。按种子1份,细沙土3份的比例进行一层沙、一层种子的沙藏处理,沙藏湿度以手握之成团,落地即散,指间不滴水为度;沙藏地应选择阴凉避风处,有条件的可在背阴处深40 cm、宽30 cm坑内进行;沙藏过程中,中央插高秸秆,以利于通气。然后用细沙覆盖,注意保持沙藏过程中的湿润度,并经常检查,防止失水和鼠害。

(3)苗床准备。

以疏松透气的砂壤土或含腐殖质较多的壤土进行育苗。在育苗地应选择排灌方便、背风、遮阳率60%的地块进行播种育苗。根据育苗地实际情况,按每亩500—1 000 kg的量施入草木灰或充分腐熟的有机质,然后翻挖深度为20 cm表层土;细碎耙平土壤后,依地势和水湿情况作宽120 cm左右的平畦或高畦,畦向以早阳、晚阳为宜,避开中午直射光,并作宽30—40 cm、深15 cm畦沟和围沟,沟间应相通并有出水口以利于排水。

(4)播种。

翌年3月天气回暖时,筛出种子,畦面按行距12—15 cm、深2—3 cm横向开沟,按2—5 cm的间距将种子均匀撒到畦面的浅沟内,用种量约为10 kg/亩。覆细土,浇透水,畦面盖松针或树叶,以不露土为宜。

（5）苗期管理。

出苗前保持通风和充足光照，出苗后搭60%遮阳率的遮阳棚，浇水不宜过勤，以保持土壤湿润为度，切忌积水。育苗期间见草即拔，做到除早、除小、除净；禁用化学除草剂。出苗1个月后，间隔25—30 d追肥3次（或2次），第1次用0.5%[①]的尿素水淋浇；第2次浓度加至1%，第3次浓度加至2%，以促进苗期植物生长。如有条件，后期可根据土壤肥力追施稀释人畜粪尿水或撒施充分腐熟农家肥，促进幼苗生长。追肥浓度不宜过高，以避免肥害的发生。宜在土壤湿润时追肥，浇水后或雨后追肥最佳，忌土壤干旱时追肥。

（6）出圃。

黄精、滇黄精一般播种后第2年可出苗定植，多花黄精要第3年才能出圃。一般定植的株距为15—20 cm、行距30—35 cm，栽后浇透定根水，成活率一般可在90%以上。

二、黄精的栽培

1.选地整地

选择湿润和充分荫蔽的地块，土壤以质地疏松、保水力好的壤土或砂壤土为宜。播种前先深翻一遍，结合整地每亩施农家肥2 000 kg，翻入土中作基肥，然后耙细整平，作畦，畦宽1.2 m。

2.田间管理

生长前期要经常中耕除草，每年于4、6、9、11月各进行1次，宜浅锄并适当培土；后期拔草即可。若遇干旱或种在较向阳、较干旱的地

① 这里"%"指"g/L"，采用了农业中的常规说法，后同。指质量分数或体积分数的单独标注。

方需要及时浇水。每年结合中耕除草进行追肥,前3次中耕后每亩施用土杂肥1 500 kg、过磷酸钙50 kg、饼肥50 kg,混合拌匀后于行间开沟施入,施后覆土盖肥。黄精忌水和喜荫蔽,应注意排水和间作玉米。

3.采收与加工

一般春、秋两季采收,秋季采收质量更好,栽培3—4年秋季地上部枯萎后采收,挖取根茎,除去地上部分及须根,洗去泥土,置蒸笼内蒸至呈现油润时,取出晒干或烘干。

4.留种技术

黄精可采用根茎及种子繁殖,但生产上以使用根茎繁殖为佳,于晚秋或早春3月下旬前后,选取健壮、无病的植株挖取地下根茎即可以其作为繁殖材料,直接种植。

三、病虫害防治

1.叶斑病

叶斑病为一种真菌性病变,主要危害叶片,发病初期,叶尖出现不规则黄褐色斑,以后病斑向叶片下部蔓延,雨季则更严重,导致病部叶片枯黄。防治方法:收获时清园,消灭病残体;发病前和发病初期喷1:100波尔多液,或质量分数50%退菌特0.1%溶液,每隔7—10 d喷1次,连喷3—4次,或质量分数65%代森锌可湿性粉剂0.05%—0.06%溶液喷洒,每隔7—10 d喷1次,连喷2—3次。

2.黑斑病

多于春夏秋发生,为害叶片。防治方法:收获时清园,消灭病残体;前期喷施1:100波尔多液,每7 d 1次,连续3次。

3.蛴螬

春秋季高发,以幼虫危害,咬断幼苗或嚼食苗根,造成断苗或根部空洞。防治方法:①幼虫孵化盛期用质量分数10%二嗪磷颗粒剂和质量分数5%毒死蜱颗粒剂兑干细土,拌匀撒施土中;②成虫期用黑光灯诱杀成虫;③卵期或幼虫期,每亩用蛴螬专用型白僵菌1.5—2.0 kg与15—25 kg细土拌匀,在根部施药。

4.地老虎

春秋季高发,危害幼苗及根状茎。防治方法:成虫期,黑光灯或糖酒醋液诱杀;幼虫期,用质量分数10%二嗪磷颗粒剂和质量分数5%毒死蜱颗粒剂兑干细土,拌匀撒施土中。此外,施用的粪肥要充分腐熟,最好经过高温堆肥,可降低地老虎发病率。

贰 | 第二章
黄精典籍考证和神仙方
HUANGJING DIANJI KAOZHENG HE SHENXIANFANG

自《养生方》记载了黄精的应用以来,随后又有大量的典籍明确记载了黄精的功能主治、炮制方法、用法用量等,为现代黄精的开发利用提供了有益的参考。

第一节　典籍考证

一、汉代

长沙马王堆出土的《养生方》(《养生方》是世界上现存最古老的有关养生学的专科文献之一)[1],首次记载了黄精属植物的传统应用——由人参、黄芪、枸杞子、黄精、淫羊藿等药材组成的古汉养生精(见图2-1)。

"黄精"以"女萎"之名载于《神农本草经》(约成书于东汉时期):"味甘平。主中风暴热,不能动摇,跌筋结肉,诸不足。久服,去面黑皯,好颜色,润泽,轻身不老。生山谷。"[2](见图2-2)《神农本草经》中关于女萎的记载与现代关于黄

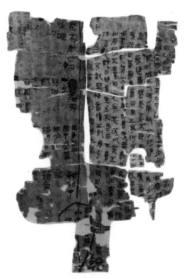

图2-1　西汉马王堆三号汉墓出土的《养生方》残片

①梁峻,郑荣.国医器具史[M].长春:世界图书出版公司长春有限公司,2021:16.
②吴普等述,孙星衍,孙冯翼.神农本草经[M].北京:科学技术文献出版社,1996:14.

精的功能主治描述有一定的区别:"味甘平""好颜色""润泽""轻身不老""生山谷"等与现代中医药专著中关于黄精的记载类似;"主中风暴热""不能动摇""跌筋结肉"等与现代中医药专著中关于黄精的记载不同。因此,也有研究人员认为《神农本草经》中的女萎与现代中医药专著中使用的黄精不是同一味中药材。

> **女萎** 味甘平。主中风暴热,不能动摇,跌筋结肉·诸不足。久服,去面黑䵽,好颜色,润泽,轻身不老。生山谷。
> 吴普曰:女萎一名葳蕤,一名玉马,一名地节,一名虫蝉,一名乌萎,一名荧,一名玉竹,神农苦,一经甘,桐君雷公扁鹊甘无毒,黄帝辛,生太山山谷,叶青黄相值如姜,二月七月采,治中风暴热,久服轻身(御览),一名左眄,久服轻身耐老(同上)。
> 名医曰:一名荧,一名地节,一名玉竹,一名马熏,生太山及邱陵,立春后采,阴干。
> 案尔雅云:荧委萎,郭璞云,药草也,叶似竹,大者如箭,竿,有节,叶狭而长,表白裹青,根大如指,长一二尺,可啖,陶宏景云:按本经有女萎,无葳蕤,别录有葳蕤,而为用正同,疑女萎即葳蕤也,惟名异耳,陈藏器云:魏志樊阿传,青粘,一名黄芝,一名地节,此即葳蕤。

图2-2《神农本草经》中关于"女萎"记载的原文

二、魏晋南北朝

魏晋时期"竹林七贤"之首嵇康在《与山巨源绝交书》(见图2-3)中,提到"饵术黄精令人久寿"。说明早在魏晋南北朝时期黄精已作为"延年益寿"的中药材,其保健价值在当时就得到了认可。

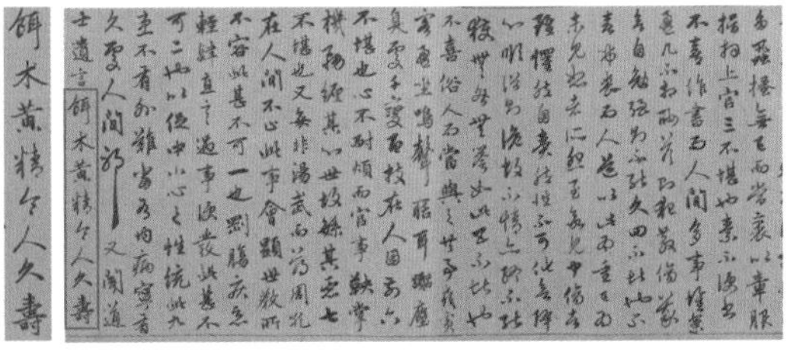

图2-3《与山巨源绝交书》片段①

---

①赵孟頫《与山巨源绝交书》(疑)行书 25 cm×283.6 cm 中国台北故宫博物院藏。

《名医别录》最早准确记载了黄精的性味、功效、别名和生长环境等："黄精：味甘，平，无毒。主补中益气，除风湿，安五脏。久服轻身、延年、不饥。一名重楼，一名菟竹，一名鸡格，一名救穷，一名鹿竹。生山谷，二月采根，阴干。"①（见图2-4）可见，黄精从被发现其药理功效开始就是一种延年益寿的保健食品：具有"补中益气"和"安五脏"的功效；有"充饥"（不饥）的作用（可作为食品）；长期服用让人精力充沛，可"轻身"和"延年"。

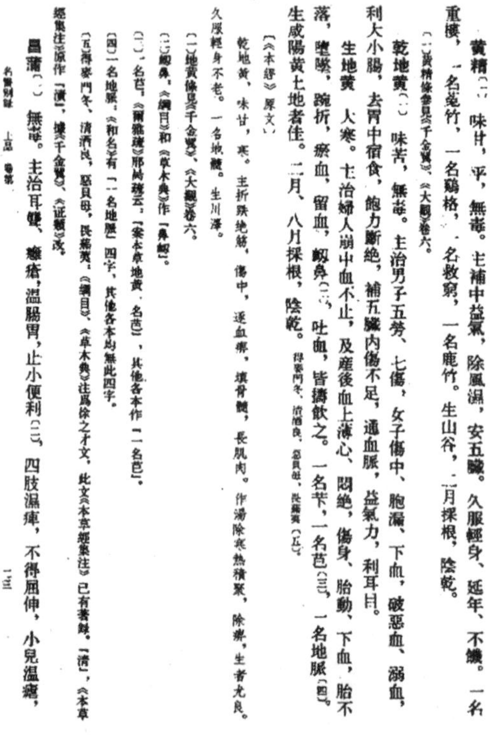

黄精〔一〕味甘，平，无毒。主补中益气，除风湿，安五脏。久服轻身、延年、不饥。一名重楼，一名菟竹，一名鸡格，一名救穷，一名鹿竹。生山谷，二月采根，阴干。

〔一〕黄精条会见于《千金翼》《大观》卷六。

乾地黄〔二〕味甘，寒。主折跌绝筋，伤中，逐血痹，填骨髓，长肌肉。作汤除寒热积聚，除痹，生者尤良。久服轻身不老。一名地髓。生川泽。

〔二〕地黄条会见于《千金翼》《大观》卷六。

〔三〕味苦，无毒。主治男子五劳，七伤，女子伤中，胞漏，下血，破恶血，溺血，利大小肠，去胃中宿食，饱力断绝，补五脏内伤不足，通血脉，益气力，利耳目。

生地黄　大寒。主治妇人崩中血不止，及产后血上薄心，闷绝，伤身，胎动，下血，胎不落，堕胎，瘀血，留血，衄血，吐血，皆捣饮之。一名芐，一名芑，一名地脉〔四〕。

昌蒲〔一〕无毒。主治耳聋，痈疮，温肠胃，止小便利〔二〕，四肢湿痹，不得屈伸，小儿温疟。

名医别录　上品　卷第一

图2-4 《名医别录》中关于黄精记载的原文

《神农本草经集注》首次记载了黄精的生境与形态：在生境方面，"生山谷"；在形态方面，"一枝多叶，叶状似竹而短……根如鬼臼、黄连，大节而不平"。

①陶弘景.名医别录（辑校本）[M].北京：人民卫生出版社，1986：23.

《雷公炮炙论》第一次记载了黄精的炮制方法："黄精叶似竹叶。凡采得以溪水洗净，蒸之，从巳至子，刀薄切，暴干用。"[①]《雷公炮炙论》第一次强调黄精要"久蒸"（从巳时蒸到子时）（见图2-5）。

黄　　精

雷敩曰：凡使勿用钩吻，真似黄精⑨，只是叶有毛钩⑩子二个，是别⑪认处。误服害⑫人。黄精叶似竹叶。凡采得以⑬溪水洗净，蒸之，从巳至子，刀⑭薄切，暴干用。苏颂曰：二三月，采根入地八九寸为上，细切⑮。水煮，可去苦味，取汁煎膏，以炒黑豆黄末相和作饼；亦可焙干，筛末，水服。孟诜曰：取瓮去底，釜上安置令得所⑯，入黄精令满，密盖，蒸之令气溜，即暴之⑰，刺人咽喉……⑱根叶花实皆可食之，但⑲相对者是，

图2-5《雷公炮炙论》中关于黄精炮制的原文

三、唐代

《新修本草》将黄精列为上品，黄精，味甘、平、无毒。主补中益气，除风湿，安五脏。久服轻身、延年不饥。记载的功效与《名医别录》相同。

《备急千金要方》卷二十七"养性"收录有"黄精膏方"，"黄精一石，去须毛，洗令净洁，打碎蒸，令好熟押得汁，复煎去上游水，得一斗。纳干姜末三两，桂心末一两，微火煎之，看色郁郁然欲黄，便去火待冷，盛不津器中，酒五合和，服二合，常未食前，日二服。旧皮脱，颜色变光，花色有异，鬓发更改。欲长服者，不须和酒，纳生大豆黄，绝谷食之，不饥渴，长生不老"[②]。这是以黄精为原料"延年益寿"和"美容"的古方。

《千金翼方》卷十二"养性"（养性服饵第二）中的"服黄精方"有如下记载：凡采黄精，须去苗下节，去皮取一节，隔二日增一节，十日服四

①雷敩．雷公炮炙论[M]．南京：江苏科学技术出版社，1985:5.

②孙思邈．备急千金药方[M]．太原：山西科学技术出版社，2010:494.

节,二十日服八节,空腹服之。服讫,不得漱口,百日以上节食,二百日病除,二年四体调和。忌食酒、肉、五辛、酥油,得食粳米糜粥淡食,除此之外,一物不得入口。山居无人之地服法时,卧食勿坐食。坐服即入头,令人头痛。服讫,经一食顷乃起,即无所畏。①

《食疗本草》(世界上现存最早的食疗专著)第一次记载了黄精的九蒸九晒炮制方法:"(一)饵黄精,能老不饥。其法:可取瓮子去底,釜上安置令得,所盛黄精令满。密盖,蒸之。令气溜,即暴之。第二遍蒸之亦如此。九蒸九暴(曝)。凡生时有一硕,熟有三、四斗。蒸之若生,则刺人咽喉;暴使干,不尔朽坏。(二)其生者,若初服,只可一寸半,渐渐增之。十日不食,能长服之,止三尺五寸。服三百日后,尽见鬼神。饵必升天。(三)根、叶、花、实,皆可食之。但相对者是,不对者名偏精。"②(见图2-6)

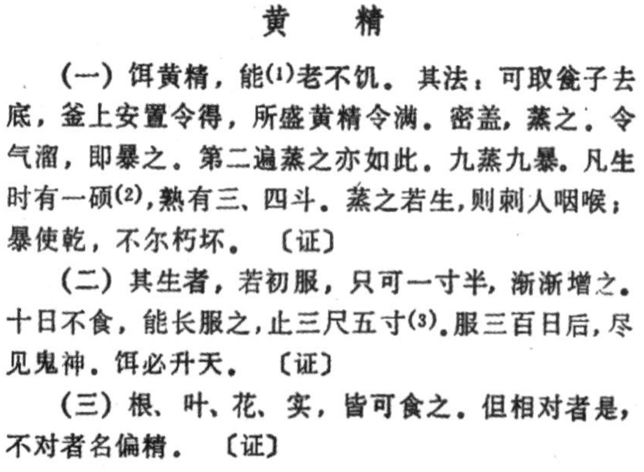

黄　精

　　(一)饵黄精,能(1)老不饥。其法:可取瓮子去底,釜上安置令得,所盛黄精令满。密盖,蒸之。令气溜,即暴之。第二遍蒸之亦如此。九蒸九暴。凡生时有一硕(2),熟有三、四斗。蒸之若生,则刺人咽喉;暴使乾,不尔朽坏。〔证〕

　　(二)其生者,若初服,只可一寸半,渐渐增之。十日不食,能长服之,止三尺五寸(3)。服三百日后,尽见鬼神。饵必升天。〔证〕

　　(三)根、叶、花、实,皆可食之。但相对者是,不对者名偏精。〔证〕

图2-6《食疗本草》关于黄精"九蒸九暴(曝)"的原文记载

此后,历代均采用"九蒸九暴(曝)"或"久蒸久晒"作为黄精炮制的方法。

---

①孙思邈.千金翼方[M].沈阳:辽宁科学技术出版社,1997:123.

②孟诜,张鼎.食疗本草[M].北京:人民卫生出版社,1984:2.

四、宋代

《本草图经》描述了黄精的植物形态、分布和功效:"黄精,旧不载所出州郡,但云生山谷,今南北皆有之。以嵩山、茅山者为佳。三月生苗,高一、二尺以来;叶如竹叶而短,两两相对;茎梗柔脆,颇似桃枝,本黄末赤;四月开细青白花,如小豆花状;子白如黍,亦有无子者。根如嫩生姜,黄色;二月采根,蒸过暴干用。今通八月采,山中人九蒸九暴(曝),作果卖,甚甘美,而黄黑色。江南人说黄精苗叶,稍类钩吻,但钩吻叶头极尖,而根细。苏恭注云:钩吻蔓生,殊非此类,恐南北所产之异耳。初生苗时,人多采为菜茹,谓之笔菜,味极美,采取尤宜辨之。隋·羊公服黄精法云:黄精是芝草之精也。一名菱(葳)蕤,一名仙人余粮,一名苟格,一名菟竹,一名垂珠,一名马箭,一名白及(芨)。二月、三月采根,入地八、九寸为上。细切一石,以水二石五斗,煮去苦味,漉出,囊中压取汁,澄清,再煎如膏乃止。以炒黑豆黄末相和,令得所,捏作饼子如钱许大。初服二枚,日益之,百日知。亦焙干筛末,水服,功与上等。"[1]

《圣济总录》(宋太医院编)是记载以黄精为原料的处方最为丰富的典籍。此书收载的含黄精的处方有11个,包括:治大风癞病(面赤疹起,手足挛急,身发疮痍,及指节已落者)的"黄精煎方",治营气不清(久风入脉,因而成癞,鼻坏色败,皮肤痒溃)的"黄精根",治虚劳少气(行动喘促,小便过多)的"地黄汤方",治乳石药气发热(风热相并,致痈肿疮痍,经年不愈)的"生地黄煎方",治上膈多热(下脏虚冷,皮肤不泽,气力乏少,大便秘涩,或时泄痢,头旋痰滞,口干舌强)的"五精煎丸方",助气固精和保镇丹田的"二精丸方",延年补益和疗万病的"黄精

---

①苏颂.本草图经[M].合肥:安徽科学技术出版社,1994:79.

丸方"，延年益寿和除万病的"黄精酒方"，轻身延年和却老还童的"灵仙散方"，绝谷轻身和长生不老的"白术丸方"，久服长生的"黄精地黄丸方"等。其中，作为"神仙食品"的处方有7个，占63.6%。

五、明代

《本草纲目》详细记载了黄精的别名、性味、功能主治和用法：黄精，（释名）黄芝、戊己芝、菟竹、鹿竹、仙人余粮、救穷草、米铺、野生姜、重楼、鸡格、龙衔、垂珠。①（见图2-7）主治：1）补肝明目：黄精二斤，蔓菁子一斤淘，同和，九蒸九晒，为末。空心每米饮下二钱，日二服，延年益寿。2）大风癞疮（营气不清，久风入脉，因而成癞、鼻坏色败，皮肤痒溃）：用黄精根去皮洗净二斤，日中暴令软，纳粟米饭甑中，同蒸至二斗米熟，时时食之。3）补虚精气：黄精、枸杞子等分，捣作饼，日干为末，炼蜜丸梧子大。每汤下五十丸。

《本草纲目》对黄精的论述非常详细，收集整理了此前历朝历代医药典籍中关于黄精的描述，也明确记载了黄精有延年益寿的作用。

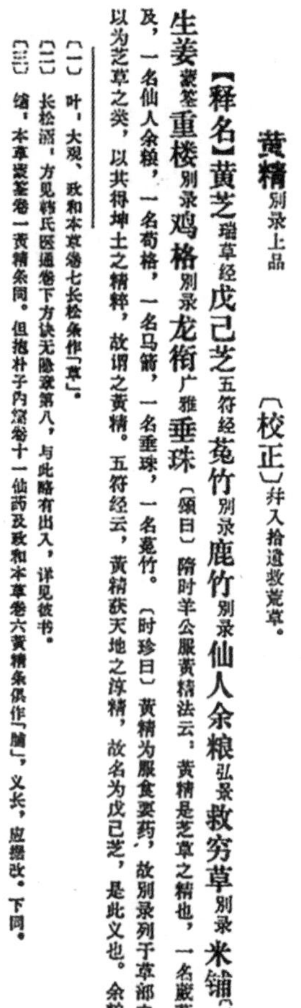

黄精 别录上品

〔校正〕并入拾遗菱草。

【释名】黄芝瑞草经戊己芝五符经兔竹五符经菟竹别录鹿竹别录仙人余粮弘景救穷草别录米铺三洞珠囊野生姜蔹笙重楼别录鸡格别录龙衔广雅垂珠（颂曰）陟厘羊公服黄精法云：黄精是芝草之精也，一名葳蕤，一名仙人余粮，一名苟囗，一名马箭，一名垂珠。（时珍曰）黄精为服食要药，故《别录》列于草部之首，仙家以为芝草之类，以其得坤土之精粹，故谓之黄精。《五符经》云：黄精获天地之淳精，故名为戊己芝，是此义也。余粮、救穷，以所治功名也。

〔一〕叶：大观、政和本草卷七长松条作"茎"。

〔二〕长松酒：方见朱氏医通卷下方诀无隐录第八，与此略有出入，详见饮书。

〔三〕结：本草蔹笙卷一黄精条同。但抱朴子内篇卷十一仙药及政和本草卷六黄精条俱作"脯"，义长，应据改。下同。

图2-7 《本草纲目》对黄精别名的记载原文

---

①李时珍.本草纲目（第2册）[M].北京：人民卫生出版社，1977：718.

22
中益黄精

六、清代

《本经逢原》记载:"黄精为补中宫之胜品,宽中益气,使五脏调和,肌肉充盛,骨髓坚强,皆是补阴之功。但阳衰阴盛人服之,每致泄泻痞满,不可不知。"[①]张璐在《本经逢原》中明确记载了黄精有补阴的作用,并强调了滋阴的显著效果。

自魏晋南北朝以来,历代中医药专著均有黄精在营养保健、治疗慢性病、预防老年疾病和延年益寿等方面具有显著功效的记载。

第二节 黄精神仙(辟谷)方

《圣济总录》收载了含黄精的处方11个,其中"神仙服饵门"(198卷)的"神仙服草木药下"和"神仙辟谷"共收载含黄精的"神仙食品方"7个,主要功效包括延年益寿和医治各种疾病等。

1.二精丸方(198卷:神仙服饵门·神仙服草木药下)

处方:黄精(去皮)、枸杞子(各二斤)。

制法与功效:上二味,各八九月间采服,先用清水洗黄精一味令净,控干细锉,与枸杞子相和,杵碎拌令匀,阴干,再捣罗为细末,炼蜜为丸如梧桐子大。每服三五十丸,空心食前温酒下。常服助气固精,补镇丹田,活血驻颜,长生不老。(见图2-8)

2.黄精丸方(198卷:神仙服饵门·神仙服草木药下)

处方:黄精(十斤。净洗,蒸令烂熟)、白蜜(三斤)、天门冬(三斤。去心,蒸令烂熟)。

---

①张璐.本经逢原[M].北京:中国医药出版社,1996:35.

制法与功效：上三味，拌和令匀，置于石臼内，捣一万杵，再分为四剂，每一剂再捣一万杵，过烂取出，丸如梧桐子大。每服三十丸，温酒下，日三不拘时，久服神仙矣。（见图2-8）

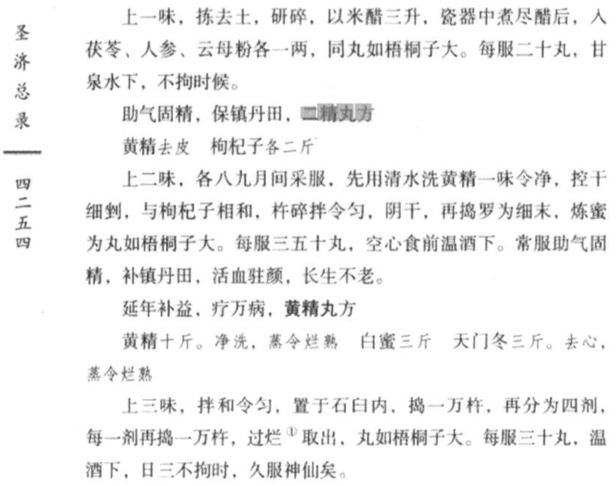

图2-8 《圣济总录》收载的"二精丸方"和"黄精丸方"原文①

3.黄精酒方（198卷：神仙服饵门·神仙服草木药下）

处方：黄精（去皮。五斤）；天门冬（去心。三斤）；松叶、枸杞根（各五斤）。

制法与功效：上四味，捣为粗末，以水三石，入前药在内，煮取二石，用糯米一石，细曲半秤，蒸米同曲入在前药水中，封闭二七日熟，任性饮之，延年益寿，反（返）老还童，除万病。

4.灵仙散方（198卷：神仙服饵门·神仙服草木药下）

处方：白茯苓（去黑皮）；巨胜子（去皮，炊一日）；天门冬（去心，焙）；白术、桃仁（去皮尖，炒）；干黄精（各一两）。

制法与功效：上六味，捣罗为细散。每于食前，水饮下三方寸匕，日二服。或以蜜丸如赤小豆大，每服三十丸，温水下。

①赵佶敕.圣济总录[M].北京:中国中医药出版社,2018:4254.

5.白术丸方(198卷:神仙服饵门·神仙辟谷)

处方:白术(三斤。捣为细末)、生黄精(二斗。净洗,控干,捣碎,绞取汁)、蜜(一斤)。

制法与功效:上三味,先将黄精汁一味,于釜中用文火煎熬,取汁三升,再入蜜一斤,并将前白术末,却内汁中,煎成膏,丸如弹子大,令干,盛不津器中,每服三丸,含化咽之,日三服,宁少服令有常,不须多而中辍,渴则饮水,久服绝谷轻身,长生不老。

6.黄精地黄丸方(198卷:神仙服饵门·神仙辟谷)

处方:生黄精(一斗。净洗控干,捣碎,绞取汁)、生地黄(三斗。净洗,控干,捣碎,绞取汁)。

制法与功效:上二味汁合和,内釜中,文火煎减半,入白蜜五斤搅匀,更煎成膏,停冷,丸如弹子大,放干,盛不津器中。每服一丸,含化咽之,日三服。久服长生。

7.治卒绝粮饥惫欲死方(198卷:神仙服饵门·神仙辟谷)

取术、天门冬、黄精、葳蕤、贝母,或生或熟,皆可单食,及木上耳,及檀榆白皮食之,并辟饥。若遇谷贵绝粮,应预合之,以授贫者。

叁 | 第三章
黄精现代研究
HUANGJING XIANDAI YANJIU

黄精作为传统的常用中药,具有广泛且重要的药理活性,在保健食品领域得到了广泛的使用。自20世纪80年代开始,国内外学者对黄精的化学成分进行了大量的研究。黄精的化学成分主要包括多糖、固醇类(皂苷)、蒽醌、生物碱、强心苷、木质素类、维生素、脂肪和脂肪酸等,其中多糖在黄精中含量高,为主要的药理活性成分(Cui,et al.,2018)。

第一节 黄精主要药效成分

一、黄精多糖

多糖是糖苷键连接起来的由醛糖或酮糖组成的天然大分子,是生命有机体维持生命所必需的重要组成成分,大量存在于高等植物中。生物活性多糖(active polysaccharides)又被称为"生物应答效应物"(biological response modifier,BRM),具有抗肿瘤、免疫(抗体、补体)、降血脂、降血糖、通便等活性。

热水提取的黄精多糖(*Polygonatum sibiricum* polysaccharide,PSP)主要由果糖组成。系统研究发现,PSP的单糖主要包括甘露糖(mannose,Man)、半乳糖(galactose,Gal)、葡萄糖(glucose,Glu或Glc)、果糖(fructose,Fru)、鼠李糖(rhammnose,Rha)、阿拉伯糖(arabinose,Ara)和半乳糖醛酸(galacturonic acid,GalA)等,以及少量的木糖(xylose,Xyl)和葡萄糖醛酸(glucuronic acid,GluA)等。结构解析发现,PSP由分枝的同半乳聚糖(branched homogalactan)和分枝的半乳甘露聚糖(branched galactomannans)组成(Cui,et al.,2018)。黄精多糖具有抗氧

化、抗衰老、抗疲劳、增强免疫力、抗菌、抗炎、降血脂、抗动脉粥样硬化、抗骨质疏松、保护肝脏、降糖、抗癌、预防阿尔茨海默病（Alzheimer's disease，AD）等广泛的药理活性（Cui，et al.，2018）。因此，PSP具有广泛的应用和开发前景。

1.黄精多糖的分子结构

多糖作为黄精的主要活性成分，也是《中国药典》（2020版）黄精质量控制的指标（多糖含量≥7.0%）。黄精多糖一般分子质量较大，也含有分子质量较小的多糖（尤其是炮制以后的黄精）。

吴群绒等（2005）研究滇黄精多糖结构后，发现滇黄精多糖Ⅰ由约50个葡萄糖单元组成，分子质量为8 100 Da，为中性多糖，以α-(1，4)糖苷键连接，在6-O上连有少量短的支链。张晓红等（2005）的研究表明内蒙古野生黄精多糖分子质量为7 073 Da，是由单一果糖组成的多糖。刘柳等（2006）用水提黄精粗多糖，然后用DEAE-纤维素柱色谱和凝胶过滤色谱进行分离纯化，得到5种多糖：PSW1B-b为中性半乳聚糖，PSW2A-1和PSW3A-1为酸性多糖，PSW4A和PSW5B为糖蛋白，其中PSW3A-1、PSW4A、PSW5B具有一定免疫活性。张庭廷等（2011）研究发现安徽省九华山黄精多糖为杂多糖，其分子质量为8 912 Da，其主要组成为果糖：葡萄糖=8.7：1.0。王聪等（2012）采用水提醇沉法提取黄精多糖，通过色谱柱分离得到一种黄精多糖（PSPⅠ），单糖组成含葡萄糖，^{1}H-NMR、^{13}C-NMR、^{135}DEPT-NMR分析表明PSPⅠ结构的主链为β-(1→2)键相连的酮糖，酮糖主链上连接着α构型的葡萄糖。李舒婕等（2015）对多花黄精采用水提醇沉法获得粗多糖，后通过分离纯化获得3种黄精多糖——PCPs-1，PCPs-2和PCPs-3。经结构分析知PCPs-1，PCPs-2和PCPs-3的平均分子质量分别为5 640 Da、4 760 Da、4 380 Da，红外光谱显示其糖苷键均为β构型,PCPs-1和PCPs-2分别含有葡萄糖和半乳糖,PCPs-3主要含有半乳糖。有关黄精多糖分子结构的研究结果汇总于表3-1。

2.黄精多糖的药理活性

黄精多糖药理活性丰富,主要活性包括抗氧化与延缓衰老、改善记忆力、改善阿尔茨海默病症状、抗肿瘤、降血糖血脂、调节免疫活性、抗病毒、抗炎、抗疲劳、抗抑郁、抗骨质疏松、修复心肌微结构损伤、调节心脏内分泌等。

表3-1 部分黄精多糖的水解单糖成分研究及结构特征

序号	种类	分子质量/kDa	单糖组成或摩尔比	结构信息	参考文献
1	滇黄精	8.1	主要是葡萄糖	主要以 α-(1→4)糖苷键连接,在6-O上连有少量支链	吴群绒等,2005
2	内蒙古野生黄精	7.073	单一果糖	NA	张晓红等,2005
3	河北黄精	4.415、2.236、7.743、6.467	由不同比例的D-甘露糖、D-鼠李糖、D-葡萄糖、D-半乳糖和D-木糖组成	均含有β-吡喃糖苷键	徐渭沅等,2006
4	黄精	PSW1B-b 28	由半乳糖组成	NA	刘柳等,2006
		PSW2A-1 360	鼠李糖:阿拉伯糖:半乳糖=1.7:1.0:4.3		
		PSW3A-1 200	鼠李糖:阿拉伯糖:木糖:半乳糖:半乳糖醛酸=4.3:1.5:1.0:4.0:5.0		
		PSW4A 320	鼠李糖:阿拉伯糖:半乳糖:半乳糖醛酸=1.0:1.4:1.9:0.8		
		PSW5B 180	鼠李糖:阿拉伯糖:半乳糖:葡萄糖=1.0:1.5:3.4:1.3		

序号	种类	分子质量/kDa	单糖组成或摩尔比	结构信息	参考文献
5	九华山黄精	8.912	果糖:葡萄糖=8.7:1.0	β-糖苷键	张庭廷等，2011
6	多花黄精	PCPs-1 13	PCPs-1和PCPs-2中可能含有葡萄糖和半乳糖；PCPs-3中可能含有半乳糖	PCPs-1、PCPs-2、PCPs-3均含有β-吡喃环	王聪等，2012
		PCPs-2 13.9			
		PCPs-3 12.2			
7	多花黄精	PCP1 2.09	阿拉伯糖:半乳糖:葡萄糖:甘露糖:葡萄糖醛酸:半乳糖醛酸=2.1:24.0:20.7:33.5:0.5:19.3	PCP1主要为β型,少量α型	王坤等，2014
		PCP2 38.6	阿拉伯糖:半乳糖:葡萄糖:甘露糖:木糖:葡萄糖醛酸:半乳糖醛酸=18.5:59.8:9.0:2.3:0.4:5.3:4.7		
		PCP3 42.6	阿拉伯糖:半乳糖:葡萄糖:甘露糖:木糖:葡萄糖醛酸:半乳糖醛酸=22.2:58.7:3.9:4.9:0.5:8.5:1.5	PCP3、PCP5为α型	
		PCP4 34.3	阿拉伯糖:半乳糖:葡萄糖:甘露糖:木糖:葡萄糖醛酸:半乳糖醛酸=21.0:61.3:2.7:6.7:0.4:7.9:0.1		
		PCP5 24.1	未检测		
8	滇黄精	8.64	半乳糖:葡萄糖:鼠李糖:木糖:阿拉伯糖:甘露糖=93.8:1.4:1.3:1.5:1.1:0.9	β-1,4-Gal和β-T-Gal构成的线性多糖	李舒婕等，2015

序号	种类	分子质量/kDa	单糖组成或摩尔比	结构信息	参考文献
9	多花黄精	HBSS 12 718	HBSS中甘露糖含量最高(54.55%),CHSS中阿拉伯糖含量最高(36.97%),DASS中半乳糖含量最高,CASS中葡萄糖含量最高(26.10%),其次为木糖(24.05%)和半乳糖(20.06%)	均为β-糖苷键连接的酸性吡喃糖,CHSS、DASS具有糖环的醚键,HBSS存在α-糖苷键	李玲等,2018
		CHSS 9 112			
		DASS 7 658			
		CASS 607			
10	多花黄精	2.966	甘露糖:葡萄糖:半乳糖:木糖:阿拉伯糖=1.00:17.53:7.02:0.27:0.59	同时含有β-糖苷键和α-糖苷键	雍潘,2019
11	黄精	NA	NA	含有β-糖苷键	王艺等,2019
12	黄精	PSP1-A 21.58	甘露糖:半乳糖:葡萄糖=15.06:65.40:19.53	可能为β-型异构体	张遥遥等,2019
13	黄精	PSP-1S 3.31	75.535%葡萄糖、12.844%半乳糖	NA	涂明锋等,2020
		PSP-2S 3.73	62.424%葡萄糖、15.842%半乳糖		
14	九华山黄精	生黄精多糖5.34 酒黄精76.40 九蒸九晒黄精75.80、5.53	半乳糖、鼠李糖、甘露糖、葡萄糖、半乳糖醛酸	可能是α-糖苷键和β-糖苷键	徐如静等,2021
15	滇黄精	PKS-1 85.02	D-甘露糖:D-核糖:D-半乳糖醛酸:D-盐酸氨基葡萄糖:D-葡萄糖醛酸:D-半乳糖:D-葡萄糖:D-木糖:D-阿拉伯糖:L-岩藻糖=111.3:32.2:55.5:35.7:67.4:15.0:3.4:0.1:70.7:173.7	酸性多糖,均具有β-吡喃糖苷键构型	王婧等,2021

序号	种类	分子质量/kDa	单糖组成或摩尔比	结构信息	参考文献
		PKS-2 266.08	D-甘露糖:D-半乳糖醛酸:D-盐酸氨基葡萄糖:D-葡萄糖醛酸:D-半乳糖:D-葡萄糖:D-木糖:D-阿拉伯糖:L-岩藻糖=118.7:29.9:13.7:41.6:7.3:2.3:8.9:43.2:75.5		
		PKS-3 474.80	D-甘露糖:L-鼠李糖:D-半乳糖醛酸:D-盐酸氨基葡萄糖:D-葡萄糖醛酸:D-半乳糖:D-葡萄糖:D-木糖:D-阿拉伯糖:L-岩藻糖=82.4:1.0:21.8:8.4:25.0:3.7:1.0:4.4:28.9:23.9		

注:NA指not available,无相关信息的意思。

二、黄精皂苷

皂苷(Saponin),是苷元为三萜或螺旋甾烷类化合物的一类糖苷,主要分布于陆地高等植物中,也少量存在于海星和海参等海洋生物中,一般具有较强的药理活性。许多中草药如人参、黄精、甘草、知母、柴胡等的主要有效成分都包括皂苷。有些皂苷还具有抗菌的活性或解热、镇静、抗癌等有价值的生物活性。黄精皂苷(Saponins of *Rhizoma polygonati*, SRP)可以分为螺甾烷醇型、异螺甾烷醇型、呋甾烷醇型和变形螺甾烷醇型。

1.黄精皂苷的分子结构

黄精螺甾烷醇型皂苷,C-25为S构型,甲基处于直立键(见图3-

1）；异螺甾烷醇型C-25为R型，甲基位于平伏键，化学性质较稳定，存在较多（见图3-2）。黄精螺甾烷醇型和异螺甾烷醇型苷元是其他苷元的前体，即其他苷元均是由这两种类型衍生而来。这两种类型的皂苷是药用黄精中主要的甾体皂苷类成分。

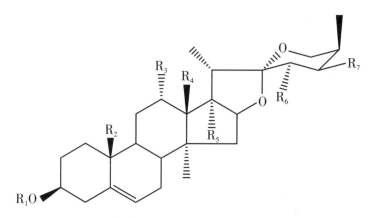

图3-1 黄精螺甾烷醇型甾体皂苷母核结构

R_1为糖链，多种糖基以不同的连接方式组成；R_2为H、OH或OAc；R_3、R_4为H或OH；R_5、R_6为H；R_7为H或OH

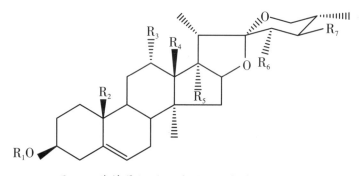

图3-2 黄精异螺甾烷醇型甾体皂苷母核结构

R_1为糖链，多种糖基以不同的连接方式组成；R_2、R_3、R_4、R_5、R_6为H或OH；R_7为H、OH或糖基

吠甾烷醇型甾体皂苷母核结构见图3-3，其他甾体皂苷母核结构和一些黄精甾体皂苷糖基类型见图3-4，图3-5。

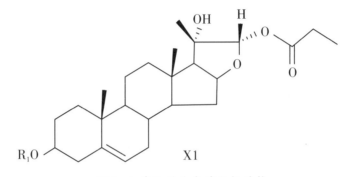

$$R=Gal(4\rightarrow1)Glc[(3\rightarrow1)Xyl](2\rightarrow1)Glc$$

图 3-3　呋甾烷醇型甾体皂苷(polygonoide B)母核结构

X1

图 3-4　其他甾体皂苷母核结构

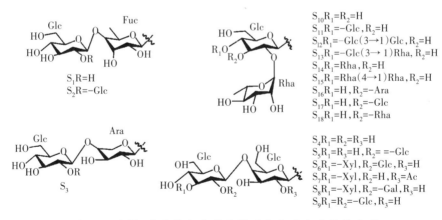

$S_1 R=H$
$S_2 R=-Glc$

S_3

$S_{10} R_1=R_2=H$
$S_{11} R_1=-Glc, R_2=H$
$S_{12} R_1=-Glc(3\rightarrow1)Glc, R_2=H$
$S_{13} R_1=-Glc(3\rightarrow1)Rha, R_2=H$
$S_{14} R_1=Rha, R_2=H$
$S_{15} R_1=Rha(4\rightarrow1)Rha, R_2=H$
$S_{16} R_1=H, R_2=-Ara$
$S_{17} R_1=H, R_2=-Glc$
$S_{18} R_1=H, R_2=-Rha$

$S_4 R_1=R_2=R_3=H$
$S_5 R_1=R_3=H, R_2==-Glc$
$S_6 R_1=-Xyl, R_2=Glc, R_3=H$
$S_7 R_1=-Xyl, R_2=H, R_3=Ac$
$S_8 R_1=-Xyl, R_2=-Gal, R_3=H$
$S_9 R_1=R_2=-Glc, R_3=H$

图 3-5　黄精、滇黄精和多花黄精甾体皂苷中的糖基类型

目前已从药用黄精中鉴定出 72 个该型甾体皂苷。药用黄精另一种重要的甾体皂苷就是呋甾烷醇型甾体皂苷,已经从药用黄精中鉴定

得到29个呋甾烷醇型甾体皂苷。其中来自滇黄精及黄精中的分别为14个和15个，多花黄精没有分离出呋甾烷醇型甾体皂苷。孕甾烷类也称为C21甾类，是一类含有21个碳的甾类化合物。目前仅从药用黄精中鉴定出3个孕甾烷类成分，而滇黄精、多花黄精中均未鉴定出该类成分。螺甾烷醇型皂苷大多为单糖链皂苷，糖基大多连在苷元的C-3位，少数在F环的C-23、C-24或C-27位上连有糖基，形成双糖链皂苷，如化合物25和26（见表3-2）。C-3位的糖链由多种糖基以不同的连接方式组成。常见的糖基有葡萄糖、半乳糖、鼠李糖、阿拉伯糖、木糖和岩藻糖。

关于黄精皂苷分子结构的信息见表3-2（陈辉等，2015）和表3-3（任洪民等，2020）。

表3-2　3种黄精的螺甾烷醇型与异螺甾烷醇型甾体皂苷成分

No.	化合物名称	化学式	品种
1	(25S)-spirostan-5-en-12-one-3-O-D-gluco-pyranosyl-(1→2)-O-[β-D-xylopyranosyl(1→3)]-O-β-D-glucopyranosyl(1→4)-β-D-galac-topyranoside	$C_{50}H_{78}O_{23}$	多花黄精
2	(25S)-spirostan-5-en-12-one-3-O-β-D-glu-copyranosyl-(1→2)-O-[β-D-glucopyranosyl-(1→3)]-O-β-D-glucopyranosyl-(1→4)-β-D-ga-lactopyranoside	$C_{51}H_{80}O_{24}$	多花黄精
3	静特诺皂苷元(gentrogenin)	$C_{27}H_{40}O_4$	多花黄精，滇黄精
4	(25R)-滇黄精苷G[(25R)-kingianoside G]	$C_{45}H_{70}O_{20}$	滇黄精
5	(25RS)-康定玉竹苷D1[(25R,S)-pratioside D1]	$C_{45}H_{70}O_{19}$	滇黄精，黄精
6	(25RS)-滇黄精苷A[(25R,S)-kingianoside A]	$C_{39}H_{60}O_{14}$	滇黄精
7	滇黄精苷H(kingianoside H)	$C_{39}H_{60}O_{15}$	滇黄精
8	滇黄精苷I(kingianoside I)	$C_{45}H_{70}O_{20}$	滇黄精
9	滇黄精苷B(kingianoside B)	$C_{39}H_{60}O_{13}$	滇黄精

No.	化合物名称	化学式	品种
10	cyrtonemoside A	$C_{51}H_{80}O_{24}$	多花黄精
11	新波托皂苷元(neobotogenin)	$C_{27}H_{40}O_4$	多花黄精
12	$(3\beta,25RS)$-spirost-5-en-12-one-3-[$(O$-β-D-glucopyranosyl-(12)-O-[β-D-glucopyranosyl-$(1\rightarrow3)$]-O-β-D-xylopyranosyl-$(1\rightarrow4)$-β-D-galactopyranosyl)-oxy]	$C_{50}H_{78}O_{23}$	多花黄精
13	滇黄精苷J(kingianoside J)	$C_{39}H_{60}O_{15}$	滇黄精
14	$(25RS)$-spirost-5-en-3β,17α-diol-3-O-β-D-glucopyranosyl$(1\rightarrow4)$-β-D-fucopyranosyl	$C_{39}H_{62}O_{13}$	黄精
15	$(25R)$-spirost-5-en-3β,17α-diol-3-O-β-D-glucopyranosyl$(1\rightarrow2)$-β-D-glucopyranosyl$(1\rightarrow4)$-β-D-fucopyranosyl	$C_{45}H_{72}O_{18}$	黄精
16	$(25RS)$-spirost-5-en-3β,12β-diol-3-O-β-D-glucopyranosyl$(1\rightarrow4)$-β-D-fucopyranosyl	$C_{39}H_{62}O_{13}$	黄精
17	重楼皂苷Ⅶ(saponin Tg)	$C_{51}H_{82}O_{21}$	滇黄精
18	$(25R)$-spirost-5-en-3β,17α-diol-3-O-β-D-glucopyranosyl-$(1\rightarrow3)$-[α-L-rhamnopyranosyl-$(1\rightarrow2)$]-β-D-glucopyranoside	$C_{45}H_{72}O_{18}$	滇黄精
19	西伯利亚蓼苷B(sibiricoside B)	$C_{50}H_{80}O_{24}$	黄精
20	新巴拉次薯蓣苷元A 3-O-β-石蒜四糖苷(neopraz-erigenin A 3-O-β-lycotetraoside)	$C_{50}H_{80}O_{23}$	黄精
21	新巴拉次薯蓣皂苷元(neoprazerigenin A)	$C_{27}H_{42}O_4$	黄精
22	$(23S,25R)$-spirost-5-ene-3β,14α,23-ttiol	$C_{27}H_{42}O_5$	黄精
23	$(3\beta,23S,25R)$-3,23-diacetate,spirost-5-ene-3,14,23-triol	$C_{31}H_{46}O_7$	黄精
24	重楼皂苷Ⅵ(saponin Tb)	$C_{39}H_{62}O_{13}$	滇黄精
25	$(25R)$-螺甾-5-烯-3β,17α-二醇-3-O-β-D-吡喃葡萄糖基$(1\rightarrow4)$-β-D-吡喃半乳糖苷	$C_{39}H_{62}O_{14}$	黄精
26	$(25R)$-螺甾-5-烯-3β,17α-二醇-3-O-β-D-吡喃葡萄糖基$(1\rightarrow2)$-β-D-吡喃葡萄糖基$(1\rightarrow4)$-β-D-吡喃半乳糖苷	$C_{45}H_{72}O_{19}$	黄精
27	3-O-β-D-glucopyranosyl$(1\rightarrow3)$-β-D-glucopyranosyl$(1\rightarrow4)$-[α-L-rhamnopyranosyl$(1\rightarrow2)$]-β-D-glucopyranoside-diosgenin	$C_{51}H_{82}O_{22}$	黄精

No.	化合物名称	化学式	品种
28	3-O-β-D-glucopyranosyl(1→4)-[α-L-rhamno-pyranosyl(1→2)]-β-D-glucopyranoside-dios-genin	$C_{45}H_{72}O_{17}$	黄精
29	3-O-β-D-α-L-rhamnopyranosyl(1→4)-[α-L-rhamnopyranosyl(1→2)]-β-D-glucopyranoside-diosgenin	$C_{45}H_{72}O_{16}$	黄精
30	约莫皂苷元(yamogenin)	$C_{27}H_{42}O_3$	黄精,滇黄精
31	新西伯利亚蓼苷D(neosibiricoside D)	$C_{45}H_{72}O_{18}$	黄精
32	麦冬皂苷C′(ophiopogonin C′)	$C_{39}H_{62}O_{12}$	滇黄精
33	薯蓣皂苷元(diosgenin)	$C_{27}H_{42}O_3$	多花黄精,黄精
34	新西伯利亚蓼苷C(neosibiricoside C)	$C_{52}H_{82}O_{23}$	黄精
35	(25S)-蜘蛛抱蛋苷[(25S)-aspidistrin]	$C_{50}H_{80}O_{22}$	黄精
36	funkioside C	$C_{39}H_{62}O_{13}$	滇黄精
37	薯蓣皂苷(dioscin)	$C_{45}H_{72}O_{17}$	滇黄精,多花黄精,黄精
38	纤细薯蓣皂苷(gracillin)	$C_{54}H_{92}O_{13}$	滇黄精
39	重楼皂苷I(saponin Pa)	$C_{44}H_{70}O_{16}$	滇黄精
40	重楼皂苷B(saponin Pb)	$C_{51}H_{82}O_{20}$	滇黄精
41	延龄草苷(trillin)	$C_{33}H_{52}O_8$	黄精
42	(25S)-螺甾-5-烯-3β-醇-3-O-β-D-吡喃葡萄糖基(1→4)-β-D-吡喃岩藻糖苷	$C_{39}H_{62}O_{12}$	黄精
43	(25S)-螺甾-5-烯-3β-醇-3-O-β-D-吡喃葡萄糖基(1→4)-β-D-吡喃半乳糖苷	$C_{39}H_{62}O_{13}$	黄精
44	新西伯利亚蓼苷B(neosibiricoside B)	$C_{52}H_{82}O_{24}$	黄精
45	huangjinoside C	$C_{32}H_{52}O_9$	黄精
46	新西伯利亚蓼苷A(neosibiricoside A)	$C_{47}H_{74}O_{21}$	黄精
47	(25RS)-螺甾-5-烯-3β,12β-二醇-3-O-β-D-吡喃葡萄糖基(1→4)-β-D-吡喃岩藻糖苷	$C_{39}H_{62}O_{13}$	黄精
48	(25RS)-螺甾-5-烯-3β,12β-二醇-3-O-β-D-吡喃葡萄糖基(1→4)-β-D-吡喃半乳糖苷	$C_{39}H_{62}O_{14}$	黄精
49	黄精皂苷元(huangjingenin)	$C_{27}H_{42}O_5$	黄精
50	huangjinoside D	$C_{33}H_{52}O_9$	黄精

No.	化合物名称	化学式	品种
51	huangjinoside E	$C_{39}H_{62}O_{14}$	黄精
52	huangjinoside F	$C_{39}H_{62}O_{15}$	黄精
53	huangjinoside G	$C_{45}H_{72}O_{19}$	黄精
54	huangjinoside H	$C_{45}H_{72}O_{20}$	黄精
55	huangjinoside I	$C_{38}H_{60}O_{15}$	黄精
56	huangjinoside J	$C_{39}H_{62}O_{15}$	黄精
57	huangjinoside K	$C_{39}H_{62}O_{16}$	黄精
58	huangjinoside L	$C_{39}H_{62}O_{15}$	黄精
59	huangjinoside M	$C_{39}H_{62}O_{16}$	黄精
60	huangjinoside N	$C_{45}H_{72}O_{21}$	黄精
61	huangjinoside O	$C_{45}H_{72}O_{20}$	黄精
62	huangjinoside A	$C_{33}H_{50}O_{8}$	黄精
63	huangjinoside B	$C_{39}H_{60}O_{15}$	黄精
64	重楼皂苷H(polygonatoside C1)	$C_{44}H_{70}O_{17}$	滇黄精
65	滇黄精苷K(kingianoside K)	$C_{44}H_{68}O_{17}$	滇黄精

表3-3 2种药用黄精中的呋甾烷醇型甾体皂苷

No.	化合物名称	化学式	品种
1	西伯利亚蓼苷A(sibiricoside A)	$C_{57}H_{94}O_{28}$	黄精
2	(25RS,22ξ)-羟基-弯蕊开口箭苷 C[(25RS,22ξ)-hydroxylwattinoside C]	$C_{45}H_{74}O_{20}$	滇黄精
3	(25RS)-滇黄精苷F[(25RS)-kingianoside F]	$C_{51}H_{84}O_{25}$	滇黄精
4	(25RS)-26-(β-glucopyranosyl)-22-methylfu-rost-5-ene-3β,14α,26-triol 3-O-β-lycotetrao-side	$C_{57}H_{94}O_{29}$	黄精
5	(3β, 25R)-26-（β-D-glucopyranosyloxy）-22-hydroxyfurost-5-en-3-yl 4-O-β-D-glucopy-ranosyl-β-D-galactopyranoside	$C_{45}H_{74}O_{19}$	滇黄精
6	(3β,25R)-26-(β-D-glucopyranosyloxy)-22-me-thoxyfurost-5-en-3-yl 4-O-β-D-glucopyranosyl	$C_{46}H_{76}O_{19}$	滇黄精
7	原薯蓣皂苷(protodioscin)	$C_{51}H_{84}O_{22}$	黄精
8	甲基原薯蓣皂苷(methyl protodioscin)	$C_{52}H_{86}O_{22}$	黄精
9	原纤细薯蓣皂苷(protogracillin)	$C_{51}H_{84}O_{23}$	黄精
10	甲基原纤细薯蓣皂苷(methyl protogracillin)	$C_{52}H_{86}O_{23}$	黄精

No.	化合物名称	化学式	品种
11	polygonoide A	$C_{57}H_{92}O_{27}$	黄精
12	26-O-β-D-吡喃葡萄糖-3β,26-二醇-(25R)-Δ5,22(23)-二烯-呋甾-3-O-β-D-吡喃葡萄糖苷	$C_{39}H_{62}O_{13}$	黄精
13	26-O-β-D-吡喃葡萄糖-3β,26-二醇-(25R)-Δ5,20(22)-二烯-呋甾-3-O-β-D-吡喃葡萄糖苷	$C_{39}H_{62}O_{13}$	黄精
14	huangjinoside P	$C_{45}H_{72}O_{19}$	黄精
15	(25RS)-滇黄精苷C[(25RS)-kingianoside C]	$C_{45}H_{72}O_{20}$	滇黄精
16	(25RS)-滇黄精苷D[(25RS)-kingianoside D]	$C_{45}H_{72}O_{19}$	滇黄精
17	(25RS)-滇黄精苷E[(25RS)-kingianoside E]	$C_{51}H_{82}O_{25}$	滇黄精
18	(3β,25R)-furost-5-en-12-one, 3-[(4-O-β-D-glucopyranosyl-β-D-galactopyranosyl)oxy]-26-(β-D-glucopyranosyloxy)-22-methoxy	$C_{46}H_{74}O_{20}$	滇黄精
19	(3β,25R)-furost-5-en-12-one, 3-[(6-deoxy-4-O-β-D-glucopyranosyl-β-D-galactopyranosyl)oxy]-26-(β-D-glucopyranosyloxy)-22-methoxy	$C_{46}H_{74}O_{19}$	滇黄精
20	滇黄精苷Z(kingianoside Z)	$C_{57}H_{90}O_{29}$	黄精
21	polygonoide B	$C_{43}H_{68}O_{19}$	黄精
22	huangjinoside Q	$C_{56}H_{88}O_{27}$	黄精
23	huangjinoside R	$C_{46}H_{70}O_{17}$	黄精

2.黄精皂苷的药理活性

皂苷的药理活性广泛,包括预防心脑血管疾病、治疗糖尿病并发症、护肝、降糖、抗癌、保护神经、抗抑郁、改善记忆力、保护大脑、提高免疫力、抗氧化和抗血管性痴呆等,尤其是保护心脑血管作用突出。

第二节 黄精的主要生物活性

一、增强记忆力和预防阿尔茨海默病

阿尔茨海默病是一种起病隐匿的中枢神经系统退行性疾病,以 β-淀粉样蛋白(Amyloid-beta peptide,Aβ)堆积形成的老年斑是阿尔茨海默病的病理标志之一,并且 Aβ 诱导的神经毒性为 AD 发病的主要原因。

Zhang 等(2015)研究发现:从黄精中分离得到的多糖 PS-WNP 为不含蛋白的酸性多糖,糖含量占95.5%,分子质量为76 kDa。PS-WNP 由半乳糖和甘露糖组成(12.1:5.4),糖链含(1→6)-半乳糖(Residue-A),(1→2,6)-D-半乳糖(Residue-B)和终端 D-甘露糖(Residue-C),分子质量比接近 6.2:6.1:5.8。PS-WNP 可以显著提高 PC12 细胞的 Bax/Bcl-2 比例,显著减少 PC12 细胞的凋亡、抑制线粒体缺陷和阻止细胞色素 C 进入胞液。用 PI3K 抑制剂预处理,可以消除 PS-WNP 的保护作用。用 PS-WNP 处理可以抑制 Aβ_{25-35} 诱导的 Caspase-3 的活化,并降低 p-Akt 蛋白的磷酸化水平。PS-WNP 抑制 Aβ_{25-35} 诱导的 PC12 凋亡机制与 PI3K/Akt 信号通路有关,从而证明 PS-WNP 具有很好的治疗 AD 的作用。

成威等(2010)用16%、4% 黄精多糖溶液对 APP 转基因小鼠进行多天不停的灌胃,结果发现,高、低剂量的黄精多糖溶液均可以通过改善突触结构重塑性来保护小鼠海马 CAI 区的突触结构,从而改善阿尔兹海默病症状;赵小贞等(2003)研究发现,黄精口服液也可以强化 SD 大鼠学习记忆能力;张峰等(2007)应用跳台法对患有记忆障碍的小鼠进行观察,发现黄精多糖溶液(2.0 g/kg)对东莨菪碱造成的记忆获得障碍的患病小鼠有极其显著的治疗作用;孙隆儒等(1999)采用跳台法和避暗法,发现黄精的乙醇提取物(1.0 g/kg 和 0.25 g/kg)和总皂苷(0.4 g/kg)都会对小鼠的记忆障碍有显著治疗作用。

此外,还有大量的研究显示黄精多糖有预防和治疗老年痴呆的作用:黄精多糖通过改善脑缺血状况和增强抗氧化作用来提升东莨菪碱诱导的痴呆小鼠模型的学习和记忆水平,效果呈剂量依赖性,与维生素 E 的效果相似(Zhang, et al., 2008);黄精多糖通过上调 N-cadherin 蛋白水平,阻碍 P38 磷酸化,提升阿尔茨海默病模型斑马鱼的学习记忆能力(陈毅飞等,2021);黄精多糖可提升慢性脑缺血大鼠学习记忆能力,减轻大脑超微结构损伤(唐伟等,2017);黄精多糖能显著改善突触界面结构重塑性,从而改善阿尔茨海默病症状(成威等,2014)。

林灵等(2017)研究发现,黄精所含的薯蓣皂及其苷元具有保护神经血管、抗炎和抗氧化应激等作用,可以促进大脑血液循环,进而可以预防血管性老年痴呆。

二、抗氧化和抗衰老

黄精多糖及其含有的黄酮类化合物都是天然的抗氧化剂、抗衰老剂,具有清除 DPPH 自由基活性的显著作用;黄精多糖在剂量为 0.3 g/kg、0.6 g/kg、1.2 g/kg 时可明显提高大鼠血清内源性超氧化物歧化酶(superoxide dismutase, SOD)、骨骼肌内源性 SOD 和肝脏总超氧化物歧化酶(T-SOD)以及谷胱甘肽过氧化物酶(GSH-Px)的活性,降低丙二醛(MDA)的量,表明其具有较好的抗氧化活性;任汉阳等(2006)以家蚕为实验对象,发现黄精多糖对延缓家蚕衰老的作用与维生素 E 相当。

Han 等(2020)研究了黄精多糖对 D-半乳糖诱导的心脏衰老小鼠

的抗氧化作用,发现黄精多糖通过抑制氧化应激来减缓D gal诱导的心脏衰老,这表明黄精多糖作为一种潜在的有效中草药活性成分可用于抗衰老治疗。

三、降血糖

张炜等(2011)以糖尿病大鼠为模型研究黄精多糖的降糖活性,结果表明黄精多糖提取液能够不同程度地降低糖尿病大鼠的血糖值,升高血清胰岛素水平和降低胰高血糖素水平,从而减轻糖尿病大鼠多饮多尿的症状。研究表明,黄精多糖同时具有降血糖、抗氧化、应激、改善脂代谢的作用,对糖尿病、肾病作用明显。

四、降血脂

黄精具有治疗动脉血管粥样硬化的显著作用。黄精降脂方降血脂及抗动脉粥样硬化实验研究表明,该降脂方可显著降低食饵性高脂血症大白鼠的动脉硬化指数,例如降低其血清中总胆固醇(total cholesterol, TC)、三酰甘油(triacylglycerol, TG)、低密度脂蛋白-胆固醇(low-density lipoprotein cholesterol, LDL-C)的含量,其降低率都超过50%,还可以升高患病小鼠血清中高密度脂蛋白胆固醇水平(high-density lipoprotein cholesterol, HDL-C),提升率超过7%。除此以外,对患病小鼠体内的血液黏稠度和血液的沉积程度都有一定的改善作用,还能显著提高体内红细胞的压积,增强其活力(杜小琴等,2021)。Yang等(2015)对黄精多糖的降血脂活性和抗动脉粥样硬化作用的研究结果表明,黄精多糖[0.8 mL/(kg·d)、1.6 mL/(kg·d)或3.2 mL/(kg·d)]能够显著降低高血脂症实验家兔的TC(总胆固醇)、LDL-C、LP(a)(脂蛋白a)的浓度,减少主动脉内泡沫细胞的形成,降低血脂水平,防止细胞凋亡和坏死,具有防治动脉血管粥样硬化的作用。按0.57 g/kg或1.14 g/kg的剂量口服黄精多糖60 d,可以降低高脂血症引起的仓鼠动脉粥样硬化程度。

五、抗肿瘤

黄精多糖对S180腹水瘤、H22实体瘤、人乳腺癌细胞(MCF-27)、人宫颈癌细胞(HeLa)、人乳腺癌细胞(MDA-MB-435)、人白血病细胞(HL-60)、人肺癌细胞(H14)、人食管癌细胞(ECA-109)、人胃癌细胞(HGC-27)、人结直肠癌细胞(HCT-8)等均具有显著的抑制作用(张峰等,2007)。Ahn等(2005)对从黄精中分离得到的6个甾体皂苷类化合物进行体外细胞毒活性测试,其中化合物 neosibiricoside C,neosibiricoside D,PO-2,PO-3的IC_{50}值分别为20.9 mol/L、24.3 mol/L、17.6 mol/L、15.2 mol/L,对人类乳腺癌细胞 MCF-7有一定抑制作用;从黄精根茎中分离得到的高异黄酮类化合物,对人类乳腺癌细胞 MCF-7、癌细胞 HepG2、人类肿瘤细胞(HL-60,SMMC-7721,A-549,SW-480)有显著抑制作用;余红等(2008)研究发现多花黄精挥发油在浓度为100 pg/mL时对人的肺癌细胞(NCI-H460)的抑制率达到98.08%。

六、免疫调节

黄精多糖和黄精总皂苷均能提高机体免疫活性。黄精总皂苷能增加抑郁模型大鼠的体重,能明显升高抑郁模型大鼠胸腺、脾脏指数及血清 IgA、IgG、IgM 和 IL-2 含量,说明黄精总皂苷能增强慢性应激抑郁型大鼠的免疫功能(徐维平等,2011)。

七、抗疲劳

黄精多糖具有较好的抗疲劳作用,可以显著增强疲劳小鼠的运动耐力和延长疲劳小鼠的运动时间,具有降低小鼠血液中尿素氮的含量、提高肝糖原和肌糖原的含量的作用,从而缓解疲劳;生品黄精经过各种炮制后,也可以提高小鼠肝糖原的储备量,使小鼠的负重耐力增强、负重时间增长(杜小琴等,2021)。李晓炜等(2020)研究了多花黄精多糖抗疲劳作用及其机制,发现多花黄精多糖(PCP1)通过增加骨钙蛋白的表达,促进糖及脂质的摄取和代谢,从而增加肝糖原、肌糖原和ATP的储存,减少乳酸及尿素氮的堆积,减轻脂质过氧化产物MDA对机体的损坏,起到抗疲劳的作用。

八、抗病毒

黄精多糖、总黄酮、总酚、皂苷类化合物等均具有一定的抗病毒效果。Liu等发现多花黄精多糖具有抑制单纯疱疹病毒(HSV)的活性。李凯等(2003)研究发现,0.8%黄精多糖滴眼液可以改善由单纯疱疹病毒性角膜炎引起的病症。辜红梅等(2003)研究发现黄精多糖提取液能显著提高病毒感染的Vero细胞的活力,对单纯疱疹Ⅰ型和Ⅱ型均有显著的治疗作用。

九、抗菌和抗炎

研究发现多花黄精多糖、总黄酮、总酚、皂苷类化合物也具有一定的抗菌、抗炎活性,能够抑制二甲苯引起的耳肿胀;多花黄精石油醚提取物溶液对水果采后而频繁发生的炭疽病具有显著的疗效,其在浓度为 150.0 g/L 时对病菌菌丝的产生有很强的抑制作用,抑制率超过 70%(胡娇阳等,2012)。Han 等(2020)研究发现黄精多糖对庆大霉素诱导的大鼠急性肾损伤(acute kidney injury,AKI)有很强的抑制作用,能降低肾组织中 NGAL 或 KIM-1 mRNA 的表达,阻断 p38 MAPK/ATF2 信号通路和抑制炎症因子 TNF-α、IL-1β 和 IL-6 的产生。

十、预防骨质疏松

黄精多糖可降低骨质疏松性骨折大鼠骨钙素浓度、抗酒石酸酸性磷酸酶阳性表达活性,可促进骨折愈合(叶松庆等,2019)。黄精多糖能够减少去卵巢大鼠的骨丢失,延缓骨密度下降,改善被破坏的骨微结构,促进成骨相关基因 mRNA 的表达而抑制破骨相关基因 mRNA 的表达,从而显示出具有预防骨质疏松的作用(张磊等,2018)。

十一、保护肝肾损伤

Han 等(2020)通过肌内注射 GM 100 mg/kg 建立大鼠急性肝损伤模型,然后连续 7 d 灌胃黄精多糖 PSP(0.25 g/kg,0.50 g/kg,1.00 g/kg),结果发现与模型组相比,PSP 能显著降低肾脏指数($P<0.05$)和血清中 CRE 和 UREA 水平,显著下调 NGAL、KIM-1、IL-1β、IL-6、TNF-α、p38MAPK 等的 mRNA 水平,并在不同程度上下调 p38 MAPK、p-p38、MAPK 和 p-ATF2 等蛋白的表达。表明 PSP 对 GM 诱导的急性肝损伤大鼠有极强的肾脏保护作用。

十二、抗抑郁

耿甄彦等（2009）研究了黄精皂苷抗抑郁作用，发现黄精皂苷能够提升抑郁模型小鼠的学习记忆能力，同时增加抑郁小鼠脑内神经递质的含量。

十三、改善睡眠

JO K 等（2017）给予果蝇 10 mg·mL^{-1} 或 20 mg·mL^{-1} 的黄精多糖处理后，果蝇的夜间活动时间显著减少；与咖啡因处理组相比，黄精多糖处理组果蝇的总活动与睡眠时间有显著不同。因此认为黄精多糖是良好的睡眠增强营养保健品。JO K 等（2018）的研究证明黄精根茎能显著增加 GABA-A alpha2 和 5-HT1A 受体的蛋白质和 mRNA 水平，而这些受体和蛋白主要与睡眠有关。

十四、美容作用

Chen 等（2019）综述了黄精在化妆品领域的应用，证实黄精有保水、美白、抗皱等多重功能，是优良的天然化妆品材料。

第三节　黄精经方的药理活性

一、二精丸

二精丸最早见于《圣济总录》198 卷"神仙服饵门·神仙服草木药下"的"二精丸方"；明代《奇效良方》对其功效有进一步说明——具有

助气固精、保镇丹田、活血驻颜、长生不老之功效,临床上适用于阴虚不足、头晕耳鸣、口干烦躁的老年人。

二精丸是由黄精和枸杞组成的中药制剂,在 AD 的治疗中具有重要作用。Yang 等(2021)通过 TCM 系统药理学和数据库,筛选了二精丸的成分,并利用 DS 软件捕获数据,用 Swiss Target 网络服务器数据库预测二精丸成分与 AD 病理相关的潜在蛋白质靶标。利用人类在线孟德尔遗传、DiGSeE 和治疗靶点数据库,进一步分析了 AD 的疾病靶点数据。随后利用 GO 和 KEGG 构建网络,揭示了二精丸抗 AD 的潜在分子机制。最后,通过 $A\beta_{25-35}$ 诱导的 PC12 细胞体外损伤模型验证了其活性成分对神经元的保护作用。结果表明,二精丸中月桂酸、泽地酮等 65 种生物活性成分和乙酰胆碱酯酶、丁基胆碱酯酶、淀粉样蛋白前体等 6 种靶点与预防和治疗 AD 密切相关。二精丸的分子成分参与多种生物信号传递过程,主要是突触信号传递、跨突触信号传递和化学突触传递。

此外,二精丸在 AD 中靶向的相关通路包括调节神经活性配体-受体相互作用通路、PI3K-Akt 信号通路、5-羟色胺能突触通路、钙信号通路和多巴胺能突触通路。细胞活力测定表明一些化合物(polygonatine A、polygonatine C 和 4′,5-dihydroxyflavone)能显著提升淀粉样蛋白 $A\beta_{25-35}$ 诱导的 AD 模型 PC12 细胞生存率和提升 Ca^{2+} 浓度水平。目前的研究表明,二精丸防治 AD 的作用体系包括一个多化合物、多靶点和多途径的调控网络。

总的来说,二精丸治疗和预防老年痴呆效果显著,作用靶点基本明确。

二、九转黄精丸

与代谢功能障碍相关的脂肪肝(MAFLD)是一种全球常见的慢性肝病。九转黄精丸(JHP)是由黄精和当归组成的。JHP用于治疗人类疾病已有1 000多年的历史,但其对MAFLD的疗效和潜在作用机制尚不清楚。Mu等(2021)研究了JHP对高脂饮食(HFD)诱导的MAFLD的缓解作用,结果显示JHP抑制了总胆固醇、三酰甘油、低密度脂蛋白胆固醇、丙氨酸转氨酶和谷草转氨酶水平的升高,并显著升高了高密度脂蛋白胆固醇水平。JHP上调GSH和SOD的水平,并下调MDA的水平。JHP为线粒体超微结构提供保护,并抑制肝线粒体中HFD诱导的MDA增加和SOD、GSH、ATP合酶以及复合物I和II的减少。JHP调节β-氧化基因的表达,包括酰基辅酶A脱氢酶、长链酰基辅酶A脱氢酶、肉毒碱棕榈酰转移酶1A、肉毒碱棕榈酰转移酶1B、过氧化物酶体增殖物激活受体-γ辅激活因子-1α和过氧化物酶体增殖物激活受体α。

总的来说,JHP通过保障线粒体功能,减轻了HFD诱导的MAFLD症状。

第四节 黄精抗衰老作用研究

抗衰老和延缓衰老是人类追求健康长寿的永恒主题。通过研究干细胞耗竭、细胞衰老、DNA损伤、氧化-还原稳态失衡、蛋白质稳态丧失、线粒体衰老等多种机制,系统评价中药及其复方的延缓衰老作用,解析中药抗衰老的奥秘,有利于中药现代化发展。

49

一、黄精延缓干细胞耗竭

Gu等（2021）研究发现：SRP可以消除CTX抑制骨髓造血干细胞（BMHSCs）增殖并促进细胞凋亡的作用，可以减轻CTX诱导的细胞损伤并抑制miR-142-3p的表达；SRP显著逆转了CTX诱导的白细胞、骨髓细胞减少以及胸腺指数的降低，并且不影响癌症的化疗效果。研究结果表明SRP可以改善骨髓抑制型癌症小鼠的造血功能，其作用可能与抑制BMHSCs中miR-142-3p的表达有关。

钱红月等（2022）研究发现了黄精当归药通过激活阿尔茨海默病小鼠大脑Wnt/β-catenin信号通路，促进海马神经干细胞（Neutal sterm cells，NSCs）增殖的作用机制，证明黄精丸配伍中的黄精当归药对可通过激活Wnt/β-catenin信号通路促进海马NSCs增殖，恢复海马神经功能，发挥防治AD的作用。

二、黄精延缓细胞衰老

安红梅等（2009）研究了中药方剂补肾填精方（黄精为主要材料之一）的抗衰老作用，发现补肾填精方能抑制海马CA1区与细胞周期相关的p53、p21和p16阳性蛋白表达（$P<0.05$）。结论：补肾填精方可降低衰老大鼠海马CA1区的p53、p21和p16蛋白表达，提示补肾填精方延缓脑细胞衰老可能与细胞周期相关蛋白表达的抑制有关。

刘不悔等（2022）研究了益肾清利活血方（黄精为主要原料之一）的延缓衰老作用，结果发现：益肾清利活血方及其含药血清在体内外具有延缓肾脏衰老，抗肾脏纤维化（renal fibrosis，RF）和修复受损自噬流的作用。益肾清利活血方延缓肾脏衰老的潜在分子机制是调控自噬流相关 TFEB mRNA 上 m⁶A 甲基化修饰水平;而抑制细胞内 m⁶A 甲基化修饰是依赖 METTL3 蛋白完成的。

三、黄精对DNA的保护

秦臻等(2019)通过体外传代培养研究了黄精对衰老大鼠内皮祖细胞(endothelial progenitor cells,EPCs)周期及DNA损伤检测点毛细血管共济失调突变基因 ATM(ataxia-telangiectasia mutated gene)与 Rad3 相关蛋白激酶 ATR(ATM and Rad3-related kinase)通路的影响。结果发现:EPCs在体外传代培养过程中其细胞周期在 G_1 期增长,在S期缩短,细胞 ATM、ATR、Chk1、Chk2 mRNA 及蛋白水平显著升高($P<0.05$)。黄精干预可使EPCs细胞周期的 G_1 期缩短,S期增长,且显著下调细胞 ATM、ATR、Chk1、Chk2 mRNA 及蛋白水平($P<0.05$)。结论:黄精可通过抑制DNA损伤检测点 ATM/ATR 通路的活化来调节EPCs的细胞周期,干预EPCs的老化进程。

四、黄精抗氧化-还原稳态失衡

Teng 等(2023)发现多花黄精(PCPC)和蒸汽处理的多花黄精(PCPS),均具有清除自由基的活性。它们还通过降低 Keap-1 表达和增加 HO-1 表达来促进 Nrf2 核转运。在体外和体内,PCPS均比PCPC具有更强的抗氧化活性。结果表明PCPS通过激活 Nrf2/HO-1 抗氧化信号具有更强的预防氧化损伤的作用。

陈丹等(2022)研究了黄精等对D-半乳糖致衰老小鼠模型的抗氧化作用,结果显示黄精复方较单方更能有效提高D-半乳糖致衰老小鼠模型抗氧化能力,达到延缓衰老的作用。

五、黄精抗线粒体衰老

张涛等(2009)探讨了黄精多糖对衰老小鼠肝线粒体呼吸链酶及DNA聚合酶γ表达的影响。发现黄精多糖可以通过改善肝细胞线粒体能量代谢,使DNA聚合酶γmRNA表达减少,提高呼吸链酶复合体Ⅰ、Ⅱ+Ⅲ表达而起到延缓衰老的作用。

肆 | 第四章
中益黄精的故事与传奇
ZHONGYI HUANGJING DE GUSHI YU CHUANQI

第一节　黄精古代传说

黄精作为"仙草",历代都有丰富的传奇,甚至被李时珍称为"仙人余粮"。

一、魏晋南北朝

据《博物志》(张华)记载,黄帝问天老曰:"天地所生,岂有食之令人不死者乎?"天老曰:"太阳之草,名曰黄精,饵而食之,可以长生。太阴之草,名曰钩吻,不可食,入口立死。人信钩吻之杀人,不信黄精之益寿,不亦惑乎?"[①](见图4-1)可见,在魏晋时期,黄精作为"延年益寿食品",得到广泛认可。

> **黄帝问天老曰:"天地所生,岂有食之令人不死者乎?"**
> **天老曰:"太阳之草,名曰黄精,饵而食之,可以长生。太阴之草,名曰钩吻,不可食,入口立死。人信钩吻之杀人,不信黄精之益寿,不亦惑乎?"**(周日用曰:草既杀人,仍无益寿者也,若杀人无验,则益寿不可信矣。)

图4-1　《博物志》中记载的原文

东晋道教理论家、著名炼丹家和医药学家葛洪在回答弟子滕升"神仙可得不死,可学古之得仙者,岂有其人乎"等问题时,撰写了《神仙传》。《神仙传》说:"封君达者,陇西人也,服黄精五十余年。又入鸟鼠山,服炼水银百余岁,往来乡里,视之如三十许人。常骑青牛,闻有人疾病时死者便过,与药治之,应手皆愈,不以姓字语人,世人识其乘青牛,故号为'青牛道士'。后二百余年,入玄丘山仙去也。"[②](见图4-2)。

---

① 张华.博物志[M].赵娣,评译.北京:北京联合出版公司,2017:52.

② 李零.中国方术续考[M].北京:东方出版社,2000:360.

秋冬闭藏。'〔洋〕别篇，武帝行之有效"。《神仙传》卷十《封君达传》云"封君达者，陇西人也，服黄精五十余年。又入鸟鼠山，服炼水银百余岁，往来乡里，视之如三十许人。常骑青牛，闻有人疾病时死者便过，与药治之，应手皆愈，不以姓字语人，世人识其乘青牛，故号为'青牛道士'。后二百余年，入玄丘山仙去也"。《方术列传》以封君达与甘始、东郭延年并叙，见上

图 4-2 《中国方术续考》中所引的《神仙传》

《太上灵宝五符序》(撰人不详，约出于魏晋)记载:黄精之草，太阳之精也……蛇食之化为龙，鸟食之化为凤凰，人食之为仙王。大哉此草，获天地之淳精也。①(见图 4-3)

黄精之草，太阳之精也。结气九天，浮游八朗，逐风流化，散精六合，依山寄名，因云雨之润，附景托形而为草物，其生太行之坂，立根磐石之侧。含精三阳，随气敷荣，育养淳和，温调甘露，上承太火于少阳，吐葩于盛夏，积精成真，充根累节，色黄味甘，朝出向阳，云叶理通，与众草不群，万物不双。此所谓中黄之所处，积阳之所宗，其神化者也。蛇食之化为龙，鸟食之化为凤凰，人食之为仙王。大哉此草，获天地之淳精也。①

黄精的神效如此，所以人服了它，可与天地相望，众神集会，太一候迎，上升天府，下游昆仑，那简直神通自在了。就是

———————
① 《太上灵宝五符序》

图 4-3 《道教法术》引《太上灵宝五符序》中的内容

二、唐朝

《昭明文选》中所载嵇康《与山巨源绝交书》言:刚肠疾恶，轻肆直言，遇事便发，此甚不可二也。以促中小心之性，统此九患，不有外难，当有内病，宁可久处人间邪! 又闻道士遗言:"饵术、黄精，令人久寿"，意甚信之;游山泽，观鱼鸟，心甚乐之。一行作吏，此事便废，安能舍其

———————
①刘仲宇.道教法术[M].上海:上海文化出版社,2002:204.

所乐，而从其所惧哉！[①]

《艺文类聚 卷八十一》载：其次药有丸丹金液，紫华红芝，五云之浆，玄霜绛雪，若得食之，白日升天，此飞仙之所服，非地仙之所见。其下药有松柏之膏，山术姜沉精，菊草、泽泻，苟（枸）杞、茯苓、菖蒲、麦门冬，巨胜、黄精，草类烦多，若有数千，子得服之，可以延年。

三、宋朝

北宋四大部书之一的《太平御览》中的“道部三”中记载：其下药，茯苓、昌（菖）蒲、巨胜、黄精之类，服之可以延年，虽不得长享无期，亦以身生光泽，得为地仙。求道者要先凭此阶，渐而能致远胜也，若能呼吸服御，保固神气，此上品自然之要道也。[②]（见图4-4）可见黄精具有延年益寿的作用，并且可以美容（“身生光泽”）。

畢自復作爾養性之道理身之要在不怠耳欲長生者先
取諸身堅守三一保靈根青白分明適泥丸三宮備衛在
絳宮黄庭戊己無流源此所謂呼吸太和保守自然眞要
之道也至若太上靈藥上帝之奇物也下陰生重雲妙草
皆神仙之藥也得上品者後天而老乃太上之所服非中
仙之所寶其中品者有得服之後天而遊乃天眞之所服
非下仙之所及其次藥有九丹金液紫虹華英太清九轉
五雲之漿玄霜絳雪騰躍三黄東瀛白香玄洲飛生八石
千芝威喜九光西流石膽東滄青錢高丘餘糧積石瓊田
太靈還丹盛以金蘭長光絳草雲童飛于此飛仙之所服
非地仙之所聞也其下藥茯苓昌蒲巨勝黄精之類服之
可以延年雖不得長享無期亦以身生光澤得爲地仙求
道者要先憑此階漸而能致遠勝也若能呼吸服御保固
太平御覽　卷六百七十一　二

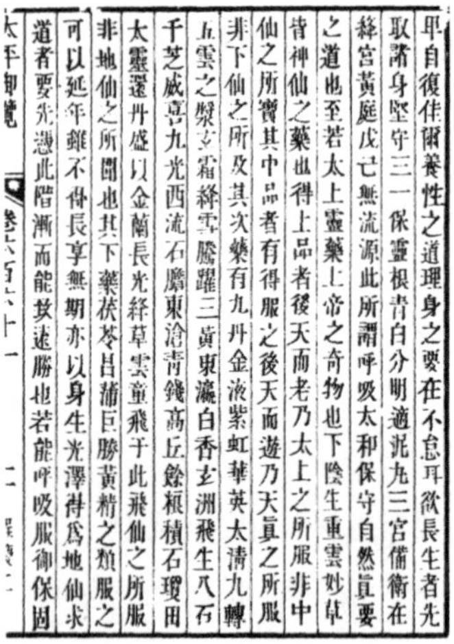

图4-4《太平御览》原文

①萧统．昭明文选[M]．北京：民主与建设出版社，2021：432-433．

②李昉，等．四部丛刊三编 子部 太平御览 第15册[M]．上海：上海书店出版社，1936：638．

第二节 有关黄精的诗词

　　古代诗人对黄精推崇备至,对黄精有大量的讴歌。其"防生白发"、"延年益寿"和"美容"等功效,受到了中药界的广泛关注。

一、唐代

题卢道士房

李颀(? —约757)

秋砧响落木,共坐茅君家。

惟见两童子,林前汲井华。

空坛静白日,神鼎飞丹砂。

麈尾拂霜草,金铃摇霁霞。

上章人世隔,看弈桐阴斜。

稽首问仙要,黄精堪饵花。

丈人山

杜甫(712—770)

自为青城客,不唾青城地。

为爱丈人山,丹梯近幽意。

丈人祠西佳气浓,缘云拟住最高峰。

扫除白发黄精在,君看他时冰雪容。

太平寺泉眼

杜甫(712—770)

招提凭高冈, 疏散连草莽。

出泉枯柳根, 汲引岁月古。

石间见海眼, 天畔萦水府。

广深丈尺间, 宴息敢轻侮。

青白二小蛇, 幽姿可时睹。

如丝气或上, 烂漫为云雨。

山头到山下, 凿井不尽土。

取供十方僧, 香美胜牛乳。

北风起寒文, 弱藻舒翠缕。

明涵客衣净, 细荡林影趣。

何当宅下流, 余润通药圃。

三春湿黄精, 一食生毛羽。

寄华阴山人李囷

岑参(约715—770)

君隐处, 当一星, 莲花峰头饭黄精, 仙人掌上演丹经。鸟可到, 人莫攀, 隐来十年不下山, 袖中短书谁为达, 华阴道士卖药还。

二、宋代

拟王维偶然作

梅尧臣（1002—1060）

嵇康任天性，傲散喜端居。

自云安卑者，窃比老庄欤。

一月十五日，头面忘洗梳。

危坐恣搔虱，于时懒作书。

一曲情自寄，一杯欢有余。

尚子志所慕，阮生甘不如。

黄精可养寿，广泽宜睹鱼。

不堪行作吏，章服裹猿狙。

答周循州

苏轼（1037—1101）

蔬饭藜床破衲衣，扫除习气不吟诗。

前生自是卢行者，后学过呼韩退之。

未敢叩门求夜话，时叨送米续晨炊。

知君清俸难多辍，且觅黄精与疗饥。

书感（节选）

陆游（1125—1210）

茅檐住稳胜华屋，芋糁味甘如大烹。

静观万事付一默，扫空白发非黄精。

丈人祠西鹤传信,小姑山前鼍报更。

兴阑却挥短棹去,晓渡清伊听玉笙。

怀青城旧游

陆游(1125—1210)

宦途到处不黔突,惟有剑南縻岁月。

屡游老泽苍玉嶂,疑是虚皇白银阙。

松肪捣麨具晨餐,槲叶作衣胜短褐。

泥饮不容繁杏落,浩歌常送寒蝉没。

水边洞口适有遇,握手一言换凡骨。

少陵老子未识真,欲倚黄精除白发。

入秋游山赋诗略无阙日戏作五字七首识之以野店山桥送马蹄为韵(节选)

陆游(1125—1210)

周南太史公,道家蓬莱山。

尘凡不可料,亦复居其间。

屡奏乞骸骨,宽恩许投闲。

羽衣碧玉简,尚缀仙官班。

黄精扫白发,面有孺子颜。

简寂吾家旧,飘然时往还。

访皇甫道士

赵汝鐩(1172—1246)

道人留谈话,竹院寂无声。

沽酒童来缓,题窗诗已成。

海珍纫紫菜,仙品渍黄精。

移席临檐月,焦桐膝上横。

晚春即事

王镃(南宋,生卒年不详)

云气不分明,天阴忽又晴。

喜凉溪鹊浴,知雨沼蛙鸣。

仙药黄精饭,斋蔬白蕈羹。

惜春吟未就,闲踏落花行。

三、元明清

药圃

白斑(1248—1328)

仙翁曾播植,琼圃尚敷荣。

春日祥光满,秋风瑞实成。

黄精宜益寿,萱草足忘情。

候采灵芝服,还应羽翼生。

赠梁魏今国手

郑板桥(1693—1766)

坐我大树下,秋风飘白髭。

朗朗神仙人,闲息敛光仪。

小妇窃窥廊,红裙扬疏篱。

黄精煨正熟,长跪奉进之。

食罢仍闭目,鼻息细如丝。

夕影上树杪,落叶满身吹。

机心付冰释,静脉无横驰。

养生有大道,不独观弈棋。

拟古(节选)

李长霞(1825—1879)

丹桂气辛香,其下无蓄草。

至美伏杀机,造物非颠倒。

羽士服黄精,颜色常美好。

不弃小草用,遂使永寿考。

昔圣讯刍荛,侧陋多遗老。

四、近代

游罗浮

康有为(1858—1927)

罗浮云气接蓬莱,紫霞照耀方丈璀。

青绿画图似海岛，疑自十洲仙山来。

女娲补天多罅漏，银河泻落九天开。

句漏丹砂犹可得，野人黄精自掘回。

琅玕白凤自飞舞，独骑神虎相追陪。

石梁模糊可径度，天外三峰鸾鹤哀。

夜闻天乐紫溪上，仙人招手瑶石台。

乘风飞云顶上立，吸吐日月谢尘埃。

第三节 中益黄精流传最广的三个传说

早在2 000多年以前的战国时代，中益乡就有关于黄精的传说，其中流传最广的、世世代代口口相传的就是蛮王和黄精的两个传说，以及秦良玉结缘黄精的传说。

一、蛮王食黄精护盐泉的传说

1.巴国名将蛮王

蛮王，姓名不详，伏羲之后，巴国名将。《山海经》记载："西南有巴国。大皞生咸鸟，咸鸟生乘厘，乘厘生后照，后照是始为巴人。"[1]巴，古族名、古国名。主要分布在今渝、鄂交界地带。相传周以前居武落钟离山（今湖北长阳西北）一带，廪君为著名首领，后向川东（今属重庆）扩展。参加武王克殷，封为子国，称巴子国。巴国境内有宝泉山盐泉、彭溪盐泉、涂井溪盐泉、伏牛山盐泉、清江盐泉五大盐泉（见图4-5），

---

[1]刘向,刘歆. 山海经[M]. 北京:北京联合出版公司，2017:351.

巴盐主要通过水路销往蜀国、楚国、庸国、秦国等多个诸侯国,巴国通过巴盐的贩卖经济迅速腾飞。

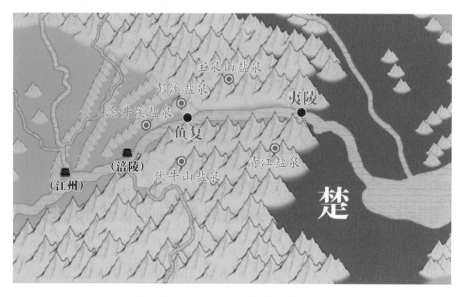

图4-5 巴国五大盐泉分布图

蛮王的祖辈在今重庆市石柱土家族自治县中益乡盐井村内发现了小盐泉,也称盐井盐泉,他们依托盐泉资源定居下来,逐渐发展成盐井部落,在方斗山和七曜山的槽谷地带世代生存。

2.蛮王发现中益黄精

相传,蛮王出生于盐井部落一个将军之家,自幼随父习武练兵,剑、矛、戈等武器样样精通。有一次,8岁的蛮王随父护送运盐队伍到西界沱,在翻越方斗山途中不慎将父亲所赠短剑掉落。蛮王在士兵的陪同下折返寻找佩剑,于松柏林下发现了一种奇特植物,高两尺有余,开成串白花,每串三四朵,刨开土层,其根呈圆柱状,一节一节连在一起。蛮王将这奇特植物连根拔起,带回给父亲鉴定。父亲称见过此花,但未见过其根,亦不知其为何物。因根茎与玩过的节节虫相似,蛮王便叫这种奇花植物为"节节虫",带在身边一路把玩。待晚上歇息时，"节节虫"的花和叶子已被悉数摘光，只剩根茎和枝干。贪玩的蛮王将"节节虫"放进火堆里烤，不一会儿便烤熟了。蛮王剥开外皮，咬了一口，竟有些香甜。自此，蛮王便喜欢上了这个味道。在返程时，他又在方斗山寻了一些"节节虫"带回食用。此后，但凡父亲护送巴盐，蛮王都吵着要一起去，其小心思就是护盐之余可以挖"节节虫"。这里的"节节虫"就是黄精。蛮王食用黄精后，胃口变得更好了，饭量更大了，长得更高了，身体也更壮了。幼学之年，蛮王武艺已小有所成，主动加入部落保卫队，随父抵御外敌入侵，护卫巴盐运输队伍。

3.巴国痛失盐泉

后来，蛮王的父亲被巴蔓子将军调至夷陵驻守。此时，蛮王已官至副将，接替父亲承担起保护盐井盐泉、守护部落百姓的责任。

东周末期，巴国内乱，巴蔓子将军向楚国求援，许以三城为酬。后来内乱平定，楚王派使者要城，将军慷慨作答："许诺，为大丈夫之言。然，巴国疆土不可分，人臣岂能私下割城。吾宁可一死，以谢食言之罪。"言毕，刎颈自尽，满座大惊。使臣捧巴蔓子将军头颅回到楚国。楚王感叹："如得此忠臣，又何须几座城池！"遂以上卿之礼葬其头颅。巴国举国悲痛，在国都厚葬巴蔓子将军的无头遗体。

此次借兵暴露了巴国内部的虚弱，楚国迅速进攻，占领了巴国城池和盐泉以切断巴国的经济命脉。因兵力悬殊，蛮王父亲战死鱼复。蛮王誓死守卫部落、守卫盐泉。不久，楚军开始大举进攻蛮王驻守的方斗山几处关要。蛮王利用地形优势飞掷巨型标枪远距离射杀楚军。楚军伤亡惨重，铩羽而归。过了几年楚宣王下令大举进攻枳地（今重庆涪陵）。然后，楚军攻下巴国南部黔中之地（今重庆涪陵、黔江），巴国痛失长江以南、乌江以东地区的管辖权，楚国完全占据了巴国第二大盐泉——伏牛山盐泉。

4.蛮王食黄精王迎战

又过了几年,楚宣王采用夹击策略,命令五千楚军从临江城出发,翻越方斗山往南面进攻部落,一万楚军从枳地出发绕过方斗山往东面直取部落中心。为阻击东面进攻的楚军,蛮王不得不抽调方斗山驻军返回支援,仅留百余人坚守关卡。因两方实力悬殊,楚军很快攻占方斗山关卡。在今中益乡场镇一带,楚军追上抽调支援的巴军并与之交战。蛮王深知在敌众己寡的情形下在平地交战巴军将处于不利的境地,为防止被楚军两面夹击,他果断率兵且战且退登上守财山。楚军接连发动多次进攻均未得逞,此时,五千楚军已死伤过半,一千多巴军仅剩三百精锐且干粮已耗尽。楚将为减少伤亡,令楚军退至金溪河岸,再在山脚多处放火烧山,蛮王不得不率军登至山顶,利用山顶巨石周围无树木的地形来避火。巴军登上山顶后,恰巧望见山的另一面小树林下有一片黄精。蛮王命令一队士兵去挖采,以让将士果腹。其中有一株黄精硕大无比,高十几丈,根有五丈多长、大腿般粗,堪称"黄精王",根还发出淡淡的光芒,众人皆不敢食用。"黄精王"被呈给蛮王,蛮王胆大,直接大口吃起来。片刻之后,蛮王感觉身体燥热不已,一股莫名的力量从脚底穿过身体直冲头顶神庭、上星、前顶、百会等多个穴位。随后蛮王的身体闪闪发光,顷刻间增大至百倍。蛮王左脚踏进盐井河,右脚放在金溪河,用手捧起金溪河水,从山火上方浇下,滚滚尘烟霎时腾起,不一会儿就将山火全部浇灭。楚军见到如此庞大的蛮王,惊恐不已,还未来得及反应便被奔腾而下的泥流冲走。数百楚军被淹死、呛死。面对巨人蛮王,进攻的楚军逃窜无果后纷纷投降,悉数被俘。部落的百姓看见蛮王亦被吓得四处逃窜。蛮王立即喊话,保证自己不会伤害百姓。少量楚军先锋此时仍在砍杀巴人,蛮王挥舞巨大的拳头奋力砸下,大地一震,数名楚军先锋便粉身碎骨。至此,所有人都呆住了。蛮王警告楚军,不得伤害部落百姓,愿降者可留在部落按部落百姓对待,不降者留下武器可返回楚国,但不得再进攻部落,否则格杀勿论。不多时,楚军纷纷放下武器。夜幕降临,围绕着广场篝火,部落百姓和被劝降的楚军一道手拉手跳起了舞蹈,共同庆祝和平的到来。

一个月后,楚宣王遣使者来招安,被蛮王劝返。又过一个月,楚宣王再派亲信来招安,被蛮王再拒,蛮王表示只要楚王能保证盐井部落一方安宁、允许巴盐销往楚国,便不会对楚国发起进攻。楚宣王对蛮王已无计可施,又深知楚军难敌对手,便接受了这个条件。

至此,盐井部落彻底迎来了和平与发展时期,在蛮王的带领下,巴盐产业得到大力发展。蛮王每天坐在守财山上,左脚放进盐井河里,右脚放进金溪河中,帮助部落转运巴盐,除了翻越方斗山将巴盐运至沿江地带走水路销往长江下游外,蛮王还寻找到经过白羊塘翻越七曜山将巴盐销往今天的利川、恩施等地的路线,也就是后来的巴盐古道。

在一次篝火晚会上,一个小朋友问蛮王:"你每天坐在守财山上做什么呀?"蛮王反问道:"你觉得我在做什么呀?"小朋友想了想说:"你每天都把脚放在河里,应该是在洗脚吧。"蛮王哈哈大笑:"是的,我每天都在河里洗脚,下次你和我一起洗,好不好?"小朋友笑着离开了。此后,便有了一个传说,就是蛮王长年坐在守财山上洗脚,久而久之,山中间被坐出一个宽四五丈、深近三十丈的缺口,被人称作"缺门",因此守财山也改名叫缺门山。

后来,楚威王攻陷巴国的江州及垫江(今重庆合川区),巴国五大盐泉被其悉数占领。但楚威王仍忌惮蛮王,不敢进攻盐井部落。

5.蛮王寨和蛮王庙

蛮王以一己之力,保障了部落的世代太平。为了纪念伟大的蛮王,部落在缺门山顶为蛮王建造了蛮王寨(见图4-6,缺门是传说中的蛮王寨古址)。明代,部落在山下又修建了蛮王庙(见图4-7、图4-8)。如今还能见到保留的火坑、水井。站在蛮王寨上,俯瞰华溪村,山花烂漫、溪水潺潺、炊烟袅袅,仿佛置身人间仙境。人们传说缺门乃神仙下凡打开的天门。

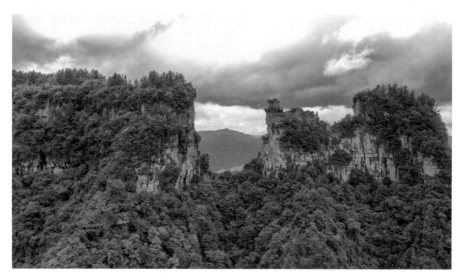

图4-6 中益缺门奇景(马朋兹 摄)

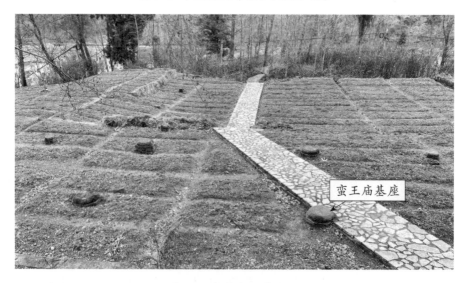

蛮王庙基座

图4-7 中益蛮王庙旧址

中益黄精

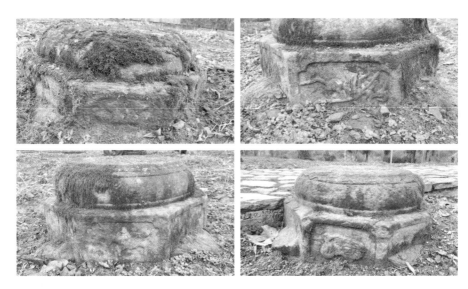

图 4-8 中益蛮王庙旧址台座

二、蛮王寨上有黄精

在中益乡境内,有一个地方叫蛮王坪,也称为蛮王寨,寨上林草茂密,长有很多优质的野生黄精。传说和蜀汉时期一位不知姓名的当地少数民族首领蛮王有关。

据说在东汉末年,现今石柱南部、湖北利川西南部、彭水、黔江等地,由彭水郁山镇(曾属于涪陵)管辖,该地区大山纵横,交通不便,官府利用乌江、郁江等水道控制了沿江两岸的地方,而山区都被控制在不同的少数民族首领手中。这些首领统辖的人都不多,实质上类似于一个村寨的寨主,最多的在两三百户一千人左右,最少的只有二三十户一百来人,官府将他们统一都称为"蛮王"。到了蜀汉政权建立时,在今湖南西部崛起的五溪蛮首领沙摩柯统一了附近的各个蛮王村寨,成为当时湖北、湖南、重庆、贵州交界地区的最大的少数民族首领。

据《三国志·张嶷传》记载:蜀汉政权建立后,刘备急于为关羽报仇，率兵攻打东吴。沙摩柯感于刘备的仁义，也从今湖南西部率军出战，并曾在战场上射伤东吴大将甘宁。后来，蜀汉军队被东吴统帅陆逊击败，刘备在白帝城因伤去世，沙摩柯也在之前的撤退战斗中英勇战死。作为五溪蛮最大的蛮王，沙摩柯战死后，其统领的部落如一盘散沙，手下纷纷自立为王，不听蜀汉政权号令。后主刘禅继位后，蜀汉正南边的几个郡先后发生叛乱，丞相诸葛亮率军，历经艰难险阻，好不容易才平定了以南蛮王孟获为首的叛乱。可是，在涪陵附近的五溪蛮余部却继续叛乱，诸葛亮便命令将军邓芝、马忠等人前往平叛，最终采取"怀柔"政策，让绝大多数蛮王纷纷放下了武器。为防止这些蛮王及其后裔再次叛乱，邓芝决定采取秦始皇平定六国后将六国贵族全部迁徙到都城咸阳的方法，让涪陵蛮王搬迁到成都，同时将涪陵分成几个县，派遣县令、都尉等官员进行管理。

然而，在今天的中益、沙子附近的七曜山上，却有一个号称"洞源大王"的蛮王不服从朝廷号令，始终不离开家乡，也不愿放弃蛮王的地位。邓芝和马忠知道后决定攻打洞源大王及其部下。洞源大王虽称大王，其部下也不过几百名士兵，不敌蜀汉精锐部队，节节败退，从马武麝香溪一路撤退到中益乡境内的蛮王坪。

在坪上，洞源大王看到这里地势险要，决定不再后退，在坪上种植庄稼坚守。时间一晃就从夏季到了冬季，山上的粮食也吃得差不多了。有一天，心事重重的洞源大王在坪上散步，突然发现一种根生植物像小时候吃过的黄精，心想"要是山上都是黄精，就再也不用担心吃的了"。可是他带领族人翻遍了整个坪上，也只找到四五株黄精，无法解决缺粮的问题。

很快进入寒冬腊月时节，洞源大王认为蜀汉军队远道而来，缺乏粮食，忍受不了严寒自然会撤退。可这次洞源大王真的遇上了对手，因为蜀汉军队的主将正是智勇双全的将军张嶷。张嶷,今四川南充人,是一位从寒门成长起来的将军,有胆有识、很讲义气。面对誓死顽抗的洞源大王,张嶷进行了深入的形势分析:山寨地势险要,强攻会牺牲很多的无辜士兵;长期围困则粮道不济、开支巨大;一旦撤退,势必会引起连锁反应,将让附近正在观望的其他蛮王举族迁徙变得更加困难;朝廷大军正在准备北伐,后面再对这些地方进行征讨将困难重重。张嶷果断决定独闯山寨,开诚布公地和洞源大王进行谈判。

这天上午,天上下着大雪,张嶷按照双方约定,只带了一名亲兵沿着唯一的山路来到坪上。本来,洞源大王起床后看到地上已积雪三尺,天上仍在下着大雪,以为张嶷不会前来。但张嶷居然不带任何兵器,只带了一个亲兵前来,洞源大王十分感动,但又曾经听说过张嶷在家乡孤身擒获山贼头目的英勇故事,便决定不在狭窄的屋内接待,把接待的地方摆在坪上的较场坝。较场坝地势开阔,洞源大王特地安排了一百名刀斧手和三十名弓箭手,且与张嶷隔了十来米距离,即使张嶷再勇武,也不可能在这么远的距离内瞬间擒获自己。

大雪依然纷纷下着,张嶷站在雪地里,给洞源大王讲了朝廷大军即将北伐魏国、收复汉室失地的决心,又讲了朝廷对移居成都的蛮王大户的衣食住行的所有优惠条件,希望洞源大王从忠义的角度出发,支持朝廷工作,特别是不要连累部下士兵。洞源大王始终不为所动,但想到手下士兵可能会因此战死,又觉有些不忍,便提议与张嶷单独打斗,一决胜负,输的人自动接受赢的人处置。张嶷欣然同意。

在打斗中,因为洞源大王是本地人,早已习惯了严寒的天气,而张嶷却不太习惯,且在雪地上站着说了一两个时辰,体力自然不支,在斗了一百多个回合后,竟被洞源大王一招打倒在地。张嶷站起来后,非常讲诚信地拱手说:"今天战败,我下山后马上率军退走。只是朝廷仍会派遣其他军队前来征讨，望大王多做准备。"说罢就大步离开。

洞源大王也不阻拦，只是拱手说："张将军，请慢行。"

张嶷回到山下，传令全军准备撤军。正在这时，从望鹿坪上跑下来一匹快马，马上一名蛮兵白衣白甲，说是奉洞源大王的命令给张嶷将军传信。蛮兵递上书信后突然放声大哭，张嶷觉得莫名其妙，打开书信只见上面写着：

伯岐（张嶷表字）将军：

我知道将军的良苦用心，也理解朝廷北伐恢复汉室的决心。你知道，巴蔓子的头就葬在我家不远处的望途溪上游的都亭山，从小到大，我就知道我们巴人只有断头将军，绝无投降将军。这次朝廷害怕我们将来造反、不听号令，就命令我们迁徙，只是我不愿意离开家乡、离开我的部属。但如果我坚决不听命令，朝廷不仅会惩处将军，还会继续派兵前来，我的部下就会流血死伤。为了避免这些，我只能学习巴蔓子将军，自刎谢罪！但是，请求将军不要将我的首级拿回去领赏，让我的尸身完整地埋葬在家乡，与家人和部属永远都在一起，相信将军一定会善待我的族人和部下！其实，只要官府轻徭薄赋，我们有吃有穿，谁会不讲道义、不爱国家而起来造反呢？

张嶷看后流泪不止，传令全军戴孝祭奠洞源大王。他带了十几名偏将来到坪上，为洞源大王送葬，将洞源大王身首缝合埋葬在坪上，并勒石立碑："巴郡涪陵县仁人志士洞源大王之墓。大汉奉旨安抚南境兼牙门将张嶷敬立"。同时，张嶷听说了洞源大王找到野生黄精的事情后，便让手下士兵跟着洞源大王的手下一起，在附近其他地区的山林里挖了许多野生黄精，种在洞源大王的墓地周围。后来，蛮王坪便成为中益乡境内野生黄精最多的地方之一。

因为洞源大王的忠烈故事，当地人便将这个长有许多野生黄精的山坪称为蛮王坪,也称为蛮王寨。

据说,张嶷因为感于洞源大王的忠义,觉得是自己逼死了他,内心十分自责。回到成都后,已升为荡寇将军的他,主动向皇帝刘禅上书北伐,决心战死。在士兵很少的情况下,他毅然冲入人数众多的敌军中,最终壮烈牺牲。张嶷战死的消息传到蛮王坪后,当地有许多人感于张将军的情义,纷纷立庙祭祀,一部分年轻人还自发前往成都从军,跟随蜀汉大将军姜维继续北伐……

三、秦良玉结缘中益黄精

秦良玉,字素珍,明四川忠州人(今重庆市忠县)。其夫马千乘是石柱土司。丈夫被害之后,秦良玉代夫从政、从征,所部号"白杆军"。巾帼不让须眉,立下赫赫战功,是中国古代历史上唯一一位被载入正史将相列传的女将。

相传,明崇祯年间的一个夏季,赤日炎炎、酷暑难当。秦良玉正在野外的军帐中思考军事,此时,坐在案前的她缓缓起身想透一下气,掀开帐帘后,一丝丝凉风,一阵清香扑面而来,秦良玉十分诧异,这荒郊野外何来如此沁人心脾的清香呢?她索性走出帐外看个究竟,只见几个士兵在军营里煮茶,气味让人口舌生津。

秦良玉上前询问,一个身形魁梧名叫谭猛的士兵告诉秦良玉,他的老家就在中益,自己趁军事稍缓之际,特向长官告假,回老家看望了年迈的父母。谭猛的父亲常常在山里挖一种当地人称"老虎姜"的野生植物熬茶喝,久喝此茶,父亲的哮喘病不仅得治,且身强力壮、干活特别有劲,跟年轻的后生似乎没啥区别。回营时,久仰秦良玉威名的父亲交给谭猛一大筐用老虎姜制作的茶,叫谭猛一定要亲手交给秦良玉将军。回营后,为安全起见,谭猛先在营地熬茶试饮,不料惊动了秦良玉。秦良玉听后哈哈大笑,爽快地接过谭猛双手呈上的老虎姜茶,揭开茶盖后茶香四溢,喝上一口后大呼过瘾,向谭猛询问此茶来历。谭猛如实道来:老家中益地处武陵山区末端(海拔1 000米左右,属于亚热带季风气候,雨量充沛,气候湿润,森林覆盖率高,负氧离子浓厚),树多雨多,非常适合野生老虎姜的生长,家乡的百姓经常采挖老虎姜熬茶。秦良玉言道:"早已闻得老虎姜的盛名,此姜熬制的茶汤色泽淡黄、清香润喉,且提振精神,我看就叫'黄精茶'好了。"谭猛叩首称谢。秦良玉命谭猛继续熬煎黄精茶,长期让士兵们喝。战斗中,士兵们个个精神抖擞、勇猛顽强、冲锋陷阵、克敌制胜。于是,"中益黄精茶"的名声便在"白杆兵"队伍中迅速传开,越传越广。

为进一步提升队伍士气,秦良玉指派一部分士兵随谭猛一起到中益,请谭猛的父亲负责采挖黄精和探究种植技术。他们在山上搭起便于栖身的固定草棚,除采挖野生黄精外,还常年在地里试种黄精,这些士兵几乎全都出自农村,不仅会打仗,而且种植农作物也很在行。他们吃苦耐劳、开垦荒地,漫山遍野大量种植黄精。由于地理条件优越,气候适中,有利于黄精生长,一株黄精根最大可以达到30多斤,最小的也在10斤左右。随着种植技术的不断成熟,黄精产量和质量迅速提高,使中益成为远近闻名、名副其实的"黄精之乡"。

秦良玉要求伙夫在红苕、马铃薯、玉米、小麦面粉等食物中加入黄精,这既弥补了粮食保障的不足,又补充了士兵的营养,两全其美。后来,她又命谭猛等一大批驻地士兵,帮助百姓解决生产、生活中的问题,上山为百姓采挖野老虎姜作为种苗,动员百姓大量种植,加工成黄精茶和其他食品,让老百姓大大受益。

第四节 中益黄精的民间传说

一、廪君与中益黄精

相传远古之时，土家族祖先巴务相被推举为五姓部落的酋领，族人尊称他"廪君"。五姓部落以巴氏为首，初居武陵钟离山。随着部落人口的不断增多和部落势力的日渐壮大，廪君便率领部落成员沿夷水而下，开疆拓土，最终建立巴国。

后来，巴氏种族在此地世代繁衍生息，不断繁荣壮大，疆域面积扩展至西南川东各地。石柱也成了巴人的腹地，一支土家族人便在此安居乐业，长久居住。

方斗山、七曜山巍峨绵延，山高林密，大致以东北—西南走向纵贯石柱，使得境内道险路难、信息闭塞、视野狭窄，当地人整体生活水平落后。因此，廪君十分关注居住在这片土地上的族人的生活境况，他克服重重困难来到这里视察。当发现中益森林茂密、河水清澈、气候温润、土壤肥沃，各种果木、庄稼生长茂盛时，他的心情很是愉悦，连说这里是个适合生存居住的好地方。尤其是看到族人们在向阳、避风、平坝处修建的那一间间别样的土家吊脚楼时，他更是惊叹不已，当即竖起大拇指夸赞族人勤劳、聪明、有智慧。

中益的缺门山，就像一扇硕大的石门缺了上方横梁。有一天，族人们带着廪君游览缺门山，当大家爬上山顶，准备休息时，在落座的地方他们突然发现长出地面的东西似生姜，且部分已被晒成绿色。大家不知其为何物，便请廪君明示。廪君看过后如获至宝，当即吩咐族人把它挖出。廪君接过宝贝并掂了掂后兴奋地对大家说："哇，好大的宝贝，至少已生长了五年。大家知道吗？这个宝贝叫黄精，也有人称它为仙草、仙人之粮，但人们习惯叫它老虎姜。"族人们听后满心欢喜，原来，如此好的"宝贝"就在身边。

中益缺门山有"宝贝"的消息不胫而走，很快便传遍中益各地，附近的族人都跑到廪君下榻的住所一探究竟，想看看"宝贝"长什么样。傍晚，廪君和族人围坐席间，吃起用黄精炖的鸡肉、兔肉、猪肉，还有九月香、三抱菇、大脚菌等山珍野味，他们共饮黄精茶、共喝黄精酒，推杯换盏，好生惬意、好生开心。晚饭过后，他们更是穿上土家族服饰，点起熊熊篝火，载歌载舞。

从那以后，中益的土家族儿女便开始了野生黄精的采挖，并不断尝试林下种植，世代总结种植栽培经验，不断壮大黄精产业，延续至今。

二、黄精仙子的传说

传说很多很多年前中益有个黄家山，黄家山上有个人叫黄武臣，家境贫穷。他家有一儿一女，儿子黄春山都过20岁了还没有娶上媳妇。那年月，没有哪个人愿意把女儿送往比自己还穷的穷窝！黄武臣希望用女儿出嫁获得的聘礼，帮儿子娶上媳妇。黄姑娘长到18岁了，还是没有人上门提亲。这一带的人，都遭受了刘家坪地主刘得油的压榨，吃了上顿没有下顿，在这种境况下，娶媳妇这种事情大家是能缓则缓。刘得油霸占着方圆百十里的地盘，养有四五十的家丁，放高利贷欺压百姓，没有哪家不是欠下多年的债务。

这年腊月，刘得油带着四五个家丁和管家上黄武臣家里催债，看到长大成人的黄姑娘，一对"二筒"（眼睛）鼓成牛眼睛，手捋着山羊胡对管家交代了一番。管家对黄武臣说："老爷看上你家姑娘了，愿意用你们所欠3年的债务,还搭上5石租子的田地为聘礼,娶她为小。"黄武臣听后,战栗着跪倒在刘得油跟前,说:"刘老爷,使不得呀,我家姑娘还小呀!"刘得油"哼"了一声转过身去。管家说:"被老爷看上,是你们家的福分。"黄武臣跪在地上,额头在地上碰得"砰砰"响,哭着说:"我们家是造的什么孽哟?"

黄武臣为何不愿意同地主家结亲? 在这一带的人都知道,刘得油是个十恶的色狼,他打着"娶小"的幌子,已经娶了四五个年轻姑娘,这些姑娘嫁给他后过一两年便没有了音讯。

"不管你愿不愿意,十天内我派人来娶她回去过年。"刘得油见黄武臣没给他面子,丢下这样一句硬邦邦的话就要离开。突然,黄姑娘从里屋出来扶起父亲,对刘得油说:"刘老爷你不忙走。如果你真的免去我们家3年的债务,还给5石租子的田地,我愿意嫁到你们黄家。不过口说无凭,得立下字据才行。"

"这就对了嘛。好! 好! 马上办理。"刘得油听黄姑娘这样说,高兴得立即叫管家写好契约,双方签字画押。

腊月二十六上午,一行十多人吹吹打打,从黄武臣家接走了穿戴一新的黄姑娘。因山路陡峭逼仄,黄姑娘没有乘坐花轿,而是骑在一匹马上,顶着盖头摇摇晃晃行进在队伍中间。迎亲队伍走到手扒岩的崖边时,黄姑娘被扶下马,由名义上的媒婆搀扶着慢慢前行。"啊! 不好了!"媒婆突然一声惊叫,只见黄姑娘挣脱媒婆,跳下百丈悬崖。

黄姑娘摔死在迎亲途中,刘得油为图个腊时腊月的吉利,满足了黄家提出的要求,将黄姑娘葬在黄家山那个开阔的山坳里,也按契约免除了黄武臣的债务并划给他们5石租子的田地。

两年过后的夏天,七曜山一带出现长时间的连绵阴雨,有六十多天没出现过太阳天,庄稼烂死、杂草满地,山寨的人们还得了一种怪病,不少人面黄肌瘦、羸弱无力,卧床不起。有天晚上,黄春山做了一个梦,梦里一只黄色的鸟对他说:"哥哥,我坟地里有治病的药。"梦醒以后,黄春山心想莫不是妹妹在给他托梦。

第二天,黄春山有气无力地走到妹妹的坟地,满山都是灌木和野草,哪一样是治病的药呢? 正在黄春山满是疑惑的时候,有一只黄色的金丝雀叽叽喳喳,在草丛里跳来跳去。黄春山心想,这是不是梦里出现的那只鸟呢? 它始终站在一种植物上,有小拇指那样粗,七八十厘米高,叶片有点儿像竹叶,但又要细长一些。这会不会就是梦里妹妹说的治病的药呢?

黄春山刨出了植物的一节一节的根。他拿回去熬水喝,还把煮后的植物根嚼食了一些,两三天后感觉有精神了,饥饿感也减轻许多。黄春山把治病的办法告诉了乡亲们,大家都去挖那植物的根来治病。不久,寨子里的病人全都好了。

人们不知这种植物叫什么名字,因为有很多是长在黄姑娘坟地周围,于是就认为它是黄姑娘化为精灵后专门变出来搭救众人的,大家后来称它为"黄精",黄姑娘也就成了大家心中的"黄精仙子"。

三、黄精投梦报恩

相传,在很多很多年前,缺门山脚下住着门对门的两户人家,男主人分别叫黄志和金山,两人相处得像亲兄弟一样。

黄家有个儿子叫黄连,金家有个女儿叫金蝉,他们的年龄差不多,八九岁就开始给地主家放牛羊。黄连放牛,大家都叫他牛娃,金蝉放羊,大家都叫她羊妹。

每当天空破晓时,牛娃和羊妹就会给牛羊们戴上笼嘴和铃铛,驱赶着它们到大山里去,天黑时又会驱赶着它们回来。因为穷,二人每天只能吃一顿晚饭,早上和中午只能在山里找些野果子充饥。牛娃是男孩子,不但胆子大还心细,他只要没事就会东奔西跑寻找野果子,无论多么高的树、多么高的悬崖他都敢爬到上面去把野果子摘下来。

有一年初冬,两个孩子在山上一直没有摘到果子,中午的时候就已经饿得晕头转向,行走中几次差点儿栽倒在地。牛娃饿得爬到悬崖边,想看看有没有霜冻的野柿子,却不小心踩虚了,脚下一滑,从几十米高的悬崖摔了下去。要不是他抓住悬崖上长着的一株植物,恐怕不摔死也会摔得四肢残废。

牛娃见那株植物被拔出了根须,就把它别在腰间带了下来。羊妹对牛娃说:"既然它是你的救命恩人,就找块平坦肥沃的土地把它种起来吧。"

他们在山的另一端找到一块平坦、视野开阔、阳光充足、土壤肥沃、不会被牛羊啃食的土地将植物栽种起来。

羊妹说:"这是我们共同栽种的一株植物,是不是该给它取个名字呢?"

牛娃答:"好啊!好啊!就叫它救命树好不好?"

羊妹想了想,说:"好是好,就是太直接了,你姓黄,我姓金,叫它黄金行不行呢?"

牛娃却说:"太俗昧了,还不如叫救命树哟!"

羊妹想了想,便说:"那就不用金银的'金',用精神的'精',我们就叫它'黄精'。"

久而久之,牛娃和羊妹两个形影不离的孩子有了深厚的感情,双方父母看在眼里、记在心上。有一年春节,双方大人就订下了牛娃和羊妹的婚事,准备等二人成年后就让他们成婚。

谁知羊妹13岁的时候，她的母亲得了一场重病，家里却拿不出钱来。金山和黄志出去借钱，但没借到。走投无路之下，金山只能去地主家借，从地主家借来的钱是高利贷，但金山已经别无他法，只要能挽救妻子的生命，就是刀山火海他也不得不去闯。

　　金山背着妻子找遍了方圆三百里内的所有名医，在花光了全部钱后，妻子的病情仍然没有好转，夫妻俩只好一路乞讨回家，到家后金山的妻子只能躺在床上等死。到了还高利贷的时间，地主就带着狗腿子来金山家要账，金家说拿不出钱来，乞求宽限一些时日。地主看到羊妹皮肤光滑细嫩、浓眉大眼、一笑俩酒窝，很是楚楚动人，就动了邪念，回去后便请媒婆到金山家提亲，并表明只要羊妹嫁给他当小老婆，以前借的钱不但不需要归还，他还要另外拿钱把羊妹母亲的病治好。

　　听到消息的羊妹很痛苦，一边是生她养她的母亲，一边是自己将来依托终身的男人（黄连），究竟是舍身救母，还是为了自己将来的幸福而私奔？她心里完全没了主意，尽管母亲不愿坏了孩子的幸福，一口拒绝了媒婆的提亲，但羊妹实在不忍心看着自己的母亲活活等死。

　　牛娃看到羊妹整日愁眉苦脸、以泪洗面，他心如刀绞，想着自己从小与羊妹青梅竹马、两小无猜，吃在一起，玩在一起，劳动在一起，现在突然要分开，心中很是痛苦，为救心爱的人于水深火热之中，他与父亲商量，打算把自己卖给地主家当长工，用所卖的钱来治疗羊妹母亲的病和还债，黄父认为这是儿子的仗义之举，很爽快地答应了。哪知地主看上了羊妹，说什么也不肯，还与方圆百里的地主通气"绝不能买牛娃当长工"，非要羊妹嫁给自己为妾。

　　事已至此，羊妹只能委屈地答应了，但对地主提出了三个要求：一是前面借的钱一律不归还，二是地主必须拿出聘金，三是只要羊妹进了地主家的门，无论发生什么事，地主都不得再找金家的麻烦。地主为了抱得美人归,就毫不犹豫地答应了。

在羊妹快要出嫁的前一天晚上,牛娃突然做了个梦,梦见他在山上放牛,地上一株长得像竹子一样的植物跑过来,介绍说它是牛娃和羊妹当年栽下的黄精,这次是不忍看到他们两个分隔,才来给他投梦报恩的。在梦中,黄精提出一个好办法,即把黄精的根部挖出来,可以治好羊妹母亲的病。此外,黄精的根长得跟生姜相似,有强身健体、延年益寿的功效,还可以挖去卖钱,用于还金家欠下的债。

黄精还悄悄告诉牛娃,羊妹对他的爱至死不变,这次是抱着必死的决心出嫁,明天完婚后,她会把地主家的债结清,还会要一大笔钱给母亲看病,然后自杀。

听到这里,牛娃急得不得了,马上醒了过来。此时天还没亮,公鸡都还没打鸣呢,可牛娃等不及了,摸黑跑到大山里找到托梦的黄精,挖了一块根回来,送到羊妹家中。此时,羊妹的母亲生命垂危,连咀嚼食物的力气都没有了,家人只能将黄精舂成浆,把羊妹母亲的嘴巴掰开,将黄精浆液灌进去。不一会儿,羊妹母亲便能睁开眼睛说话了,虽然她的身体仍然虚弱,但是精神明显变好了,大家看到神药的功效高兴极了。

趁地主家娶亲的队伍还没到,两家人一起逃到大山的山洞里躲了起来。这个洞很大,里面很宽阔,别说住两家人,就是住两百家人也没问题,这个地方是牛娃和羊妹在山中放牧时发现的,他们常在这里躲太阳和避雨。

两家人住进山洞后,牛娃和羊妹天天去很远的地方挖黄精回来给羊妹母亲吃,他们在挖长大成熟的黄精时,还会把未长大的小苗挖回来,移栽到山洞周围的肥地上,又把牛羊的粪便拾回来给黄精当肥料,在他们的精心照顾下,羊妹母亲的病很快就好了,周围的黄精也长得郁郁葱葱。

过了几年,牛娃和羊妹成婚后有了孩子,他们悄悄下山,才知道地主已经病死了,地主的儿子找不到黄家和金家这两家人,便放出话来只要把借的原款再加一点利息还了,就不再追究。他们回到山洞后告诉家人这个消息,大家都非常高兴,赶紧把种植的黄精拿到镇上去卖,很快就还清了地主家的债,还把识别方法和栽培技巧告诉了周围的乡亲。

从此,中益大地上的人们饿了就生吃黄精根,也用黄精根来泡酒、炖菜、做汤、蒸食,他们的身体越来越强壮,随着长寿的人越来越多,这片地方就成了有名的"长寿之乡"。

四、王琇寻宝南鹿山

相传,唐贞观十三年(639)夏,泾河龙王为了赢得与称骨算命先生袁天罡的赌约,故意克扣雨水导致人间大旱,因此触犯天条被囚,秋后问斩。天庭委派大唐谏议大夫魏征执行,龙王请托太宗李世民阻止其行刑,太宗答应放他一条生路。

不料太宗一时疏忽,在与魏征下棋时,竟让他伏案酣然而睡,魏征在梦中斩了泾河龙王。龙王魂灵认为太宗言而无信,便手提着自己血淋淋的龙首,在太宗梦里大嚷:"李世民,你还我命来!还我命来!你满口答应救我,怎么还命人斩我?你给我出来,我与你到阎王爷处评评道理!"太宗有口难言,挣扎得汗流浃背,最后还是来东土寻取经人的观音大士把那无头的龙带往了西北。

唐太宗经此一吓,从此一病不起。魏征上知天文、下知地理,知道太宗很快就会去世,于心不忍,便交给太宗一封信,让他在昏睡中带给在阴曹地府里掌管生死簿的丰都判官崔珏。果不其然,太宗昏睡后来到了黄泉路上,遇到了崔判官。崔珏读了信后赶忙打开万国国王天禄总簿,拿笔在太宗皇帝那页的"一"字上下各添了一画,将寿尽于"贞观一十三年"改为"贞观三十三年"。崔珏将总簿呈交给阎王,阎王看了,便道:"陛下放心,你登基到今年才一十三年,还有二十年阳寿,这次来地府对案明白,请返本还阳。"

太宗拜谢阎王后,随崔判官返回人间。临别时,崔判官郑重地对太宗说:"陛下,到了人间,千万记住要医药济世,再做个水陆大会,超度那些无主冤魂。要普谕世人为善、改过自新,管叫你后代绵长,江山永固。"说罢,判官又取出一帛阴司仙草单给太宗,嘱咐道:"可交给医士,治病救人。"

回到人间,太宗赶紧下诏,召隐居终南山的孙思邈入宫,想予其国学博士,专做宫廷药事。孙思邈未从,太宗拿阴司仙草单给他,以励他"大医精成"。孙思邈见单簿记尽南鹿山之黄精、白山之人参、昆仑山之灵芝、泰山之红枣、阴山之枸杞、黄山之茯神等仙药产地,如获至宝,求太宗准抄。孙思邈抄完直叹:"这单中唯独南鹿山之黄精,吾只闻其名不见其形。"其徒王琉听后,便请命去南鹿山找寻仙药黄精。

南鹿山,亦称七曜山、七岳山,因其中七座高峰耸立,恰似日、月、金、木、水、火、土七星分布而得名。

王琉从京师长安(今西安)出发沿古蜀道一路南下,马不停蹄,最后在丰都城码头下船。此时已是初秋时节,但仍天高云淡,暑热难耐。他遥望南鹿山,满目尽是崇山峻岭、沟壑纵横。他想,要在这茫茫群山中寻找仙药黄精,绝非易事,便决定渡过长江,再沿龙河逆流而上。

行至三王洞路边一土地庙前,王琉饥渴难耐、人困马乏,晕乎乎就倒在庙前石凳上。朦胧之中,见一白胡老者飘然而至,并说他乃此地的土地公公,又问:"先生莫非是京师来寻仙药的?"王琉急忙应道:"小的正是仙道孙思邈愚徒,前来南鹿山寻找道家仙药黄精,小的愚钝,望大仙指点一二。"老者笑而不答,自顾自吟:"南宾六十里,石柱立木星,中坝仙涧畔,荫笼藏黄精。鸟可到,人莫攀,虎狼照看不下山。千金要方谁人写,孙公望琉买药还。"唱罢,白胡老者便悄然而去。

王琉惊醒过来,想那土地公公说的南宾、石柱、中坝,莫不就是那仙药黄精之处?他赶紧起身去土地庙前,长跪下去,毕恭毕敬地给土地公公叩了三个响头,感谢土地公公指点迷津。

路上又走了两三天,王琉行至龙河右岸一小溪交汇之地,见几十户茅屋依山而建,村前良田数百亩,树绿谷黄,田间青壮收禾正忙,院里童叟怡然自乐。遇一长者手提一筐形如脊骨的东西,问:"此是何处?""南鹿山南宾地界,小名中坝华溪。""此为何物?""老虎姜,亦名黄精也。"王琉眼睛一亮,暗喜终于找到了仙药。他又得知老者除了农事以外,还常年上山采药。王琉立即拜老者为师,在此暂住下来。

经历一月有余,王琉和老者踏遍南鹿山中的高崖峻岭、深谷浅溪,他们风餐露宿、除蛇蝎、驱虎狼、流血汗,在南鹿山的丛林中苦苦搜寻,找到了大量的野生黄精这一道家仙药。

王琉回京以后,孙思邈将黄精按单簿配方制药献给太宗,太宗服用没有几日,便觉力旺神爽,不禁大喜。他命药王孙思邈将南鹿山黄精列入《千金方》以及《唐新本草》中,造福于子孙后代。

许多年后,因为中坝附近所产的黄精有滋阴润肺、补脾益气、益肾生精的特殊功效,人们便取中坝的"中"字和益气益肾的"益"字,将此地命名为中益乡。

这正是:太宗阴司得仙单,王琉寻宝南鹿山。神农本草香千里,中益黄精固万家。

五、"哨兵树"的传说

在中益乡政府背后的华溪村,有两棵北宋年间栽下的油杉树,距今已有千年左右的历史了。这两棵树长得很高,树身很粗,需要三四个人才能合抱。传说,这两棵树能长得这么高大,是因为七曜山的一群黄精精灵在此居住,日夜照料两棵树。

当地还有另外一种传说:这两棵树本来栽在龙河边的中坝场(即今中益乡场)龙鱼渡口,后来在石柱土司马克用的建议下,被移栽到了半山上,作为守护中坝场、传递消息的"哨兵树"。

据传,明洪武年间,南宾县(和石柱安抚司合为今石柱)南边的九溪十八峒苗人发动叛乱,驻扎在水车坝(今悦来镇新城村)的石柱安抚司正使马克用奉诏,率军征讨。叛军战败后,不得不四处逃窜,其中一部分竟出险招,勾结南宾县附近零散的毛峒苗人,趁马克用远在湖北,南宾县城内空虚之际,从彭水县经大风门(今石柱三星乡)直接攻打并占领了南宾县城(现石柱城),烧杀抢掠,县令仓皇逃跑,不知所终。随后,叛军又挟胜利之威,北上意图攻打石柱安抚司驻地水车坝,但在大歇塘附近被石柱安抚使副使佥事冉良彬带领的千余名精兵所阻击。马克用在湖北收到警报,立即带领两千名精锐士兵回师,准备沿今天的龙河上游,经冷水、沙子、中益和桥头等地返回石柱大歇后,与冉良彬部两面夹攻叛军。

这一天,正好是农历六月十五,马克用率大军到了中坝场,刚好天已经黑了,马土司便下令就地扎营。晚饭过后,士兵们连续行军,又困又乏,马上就睡着了。马土司却没有睡意,带着亲兵四处巡逻,谨防苗人派兵偷袭。在月光下,马土司突然看到了这两棵油杉,立在龙河岸边的龙鱼渡口,像两位哨兵,威风凛凛地守着渡口到场镇的石梯路。

马土司仰头看了看场镇背后的大山，心里有些吃惊，心想，要是敌人借着月色从龙河下游的山那边攻打过来，士兵们大部分沉浸在梦乡，这样肯定会损失惨重。想到这里，马土司决定派遣20名亲兵带着锣鼓，到场镇背后的山上站岗埋伏，密切监视龙河下游的动向。

20名亲兵在山上埋伏下来后，到了凌晨时分，中坝场龙河下游的山上果然来了一股人。亲兵队长细细估摸了一下，大约有七八百人马，心想这肯定是占据南宾县城的苗人派来偷袭的叛军。于是赶紧派一名亲兵给马土司报信。眼看叛军走到龙河边，正要过河偷袭时，亲兵队长便擂起鼓，"咚咚咚"的鼓声让叛军惊慌失措。中坝场四周都是山，鼓声回荡，就像所有山上都有伏兵。叛军赶紧退却，还有不少人掉入河中。正在这时，马土司率领军队主动出击，将叛军打得落花流水，溃不成军。

战斗结束后，土司军队杀死杀伤叛军300多人，俘虏了400多人。经过审讯，马土司得知有10来名叛军侥幸逃脱，便将400多名缴了械的俘虏驱赶在前，大军在后不紧不慢。逃回的叛军在向首领汇报时，这400多名被俘虏的叛军哭叫着跑了回来。叛军首领出门看后发现马土司的主力部队正在后面追赶，他非常害怕遭受马克用和冉良彬两支部队的前后夹攻，赶紧传令撤兵退回南宾县城，因畏惧马克用军队的威猛，随后又马不停蹄地撤离南宾县。

马克用带领的土司军队兵就这样收复了县城，并率军一路追赶，将叛军赶出了南宾县，一举平定了叛乱。

事后，中坝场群众感激马克用的救命和保护之恩，特地派了几名乡亲代表带着礼物，前往水车坝致谢。到了水车坝才知道，原来马克用已驻扎到了南宾县城，乡亲代表们又赶赴县城。马克用热情地接见了他们，但只象征性地收了一件小礼物，剩下的礼物全部托乡亲代表们带回,并谦虚地说:"这还得感谢那两棵油杉树!为了防止今后中坝场再遭遇土匪和外敌入侵,建议将两棵树移栽到场镇后山上。"

乡亲们回到场镇后,立即按照马克用的意愿,将两棵树移栽到场镇后山上,这两棵树就成为中坝场的"保护神"和"哨兵"。这里曾经有一大片野生黄精,油杉树长得非常快,据说就是这些黄精的功劳。现在在树下如果仔细找找,偶尔也能找到几株野生黄精苗呢!

据说清朝中期,中坝场在树下还建了瞭望亭,在亭中可以随时监视龙河下游及左右两边谷地的来人情况,所以此后中坝场一直很少受到土匪和军队的骚扰与打劫。

六、深山"仙丹"

黄精,土名鸡头参,俗名老虎姜、仙草等,在古代与人参、灵芝、茯神并称道教四大仙药,可食,具有健脾开胃、颜容永驻、肌肉丰厚、延年益寿之功效。在石柱,中益黄精也是当地一大特产。说起中益黄精的来历,还有一个令人回味的美好传说。

相传在明朝中期,有一位出道仙人名叫马君,常年在中益乡一带的大山深处炼丹,他似乎想通过丹药来提振身体的内力,以达到长命百岁、强身健体的功效。几年过去了,他所炼出的"仙丹"威力不大、收效甚微,但他仍不气馁,不断改进提炼丹药的工艺流程,长年累月地坚持炼丹。有一天,他正在聚精会神地炼丹,突然发现一只不知从哪里来的肥硕黄狗匍匐在炼丹炉旁,伸着紫红色的长舌,全神贯注地看着他炼丹。它炯炯有神的眼睛随着马君炼丹时的动作而来回移动,似乎要从中看出点儿"名堂"来。这只狗直至黄昏才离去,此后黄狗每天清晨即来、黄昏则去,寒暑四季、风雨无阻。马君觉得非常奇怪:此山人烟稀少，山下穷人食不果腹，哪有人家能喂养这只肥头大耳的黄狗呢？他前思后想，始终找不出头绪。

这天晚上，他又躺在床上想黄狗的事，突然间恍然大悟，如此肥硕的黄狗很可能是草木精灵。

这天中午，马君炼丹累了，便坐下来休息，黄狗也眯着眼睛打盹，两只耳朵还不时扇着令人厌烦的蚊虫。他趁黄狗不注意时，偷偷把一条红丝线系在它的脖颈上。黄昏时分，他收工了，黄狗也知趣地离开，他蹑手蹑脚地尾随其后，一直去往山林深处。马君怕返回时迷路，一边走，一边用随身携带的刀子在树上刻下箭头做标记。黄狗走时也不断地回头观望，他不得不时时往大树后面躲，待黄狗朝前走时，他也大步流星地向前奔走。这样来来回回、走走停停、躲躲闪闪，约莫走了两个时辰，太阳快下西山，走到一处杂草丛生、弯弯曲曲的陡坡时，黄狗突然从他视线中消失了。马君四处寻找均未发现黄狗的踪迹，心里十分着急。在一片茂密的树林下，他发现那条红丝线套在枸杞丛中的一棵植物上。他俯下身子端详，其枝叶繁茂、碧绿如玉，叶片呈锯齿形条状，绿白色的小喇叭花点缀在枝叶间，富有生机。他凑近植物，闻到了一股淡淡的幽香，此香沁人心脾，令人身心愉悦。他突然想起在一本药书上看到过这种植物，名叫黄精，是一种益补之品。

马君弯下腰，小心翼翼地挖出其根左右打量，其形状居然与那只黄狗非常相似，就更加坚信那狗是黄精精灵的化身。马君将采回的黄精籽撒于房前屋后的菜园地里，用湿草覆盖保持水分，又将黄精的根严格按照炼丹的工序，淘洗干净，并清除表面杂质后自然晾晒，风干三天以上，存放备用。再用适量黄酒与足够的清水和黄精搅拌混合，闷润一天两夜，结合九蒸九晒的工艺反复处理。然后取出闷润过的黄精，放入蒸笼在大铁锅中隔水蒸制半天，直至口尝无麻味，取出黄精露天放置,晒至外皮微皱。如此反复闷润、蒸制、晒干九次后,又采用传统石磨反复碾压粉碎,加黄酒提炼成"仙丹"。

"仙丹"炼成后,马君不吃肉、不喝酒、不近女色、不洗澡,斋戒三日,郑重其事地将"仙丹"服下。数小时后,便觉身轻如燕、精力旺盛、疲惫全无、不知饥饿。从此,马君将在深山老林采挖的野生黄精与自己种植的黄精混合提炼成"仙丹",专门为十里八乡的百姓治病疗伤,解除他们的痛苦,救人无数。后来,据说马君活了126岁才去世。

七、神奇黄精粑

明朝末年,在今石柱中益乡华溪村有户人家,老爷姓覃,大家称他为覃二老爷。家有良田百亩,牛羊成群,可就是子嗣不旺。他17岁结婚,到27岁连生了5个女儿。无儿子继承家业,覃二老爷寝食难安,愁得白发早生。

在夫人支持下,他花了100石谷子,娶湖北利川鱼木寨向氏为二房。向氏看起来很健壮,但天生不孕不育,吃了好多药都不见成效。5年后,又娶万县(今万州)马头乡陈氏为妾。还好,陈氏次年就为覃二老爷生下唯一的儿子覃书望。

覃二老爷把覃书望当心肝宝贝,所有的姐姐都让着他,光他的一顶虎头帽儿,就花了3两银子。

后来,18岁的覃书望考了秀才,到成都锦城书院读书。没过几个月,在家的覃二老爷便收到消息,在成都的覃书望病了,而且病得不轻。

覃二老爷头上直冒冷汗,要是儿子有个三长两短,他连死的心都有了。

覃二老爷急急忙忙带足钱，赶到忠县码头，坐船到泸州，再到成都，前后花了大半个月时间，才赶到覃书望所在的书院，见到儿子时，儿子已命悬一线。

啥毛病？覃二老爷问医生，医生只说：体虚，元气大损。

覃二老爷一听就明白，这背时儿子，是玩得过了度，伤了元气。

覃书望躺在病床上，黄皮寡瘦。覃二老爷补交了钱，医生开处方抓药，但一周过去，覃书望只是保住了命，身体没啥好转。再问医生，医生只说这个病需要调理，没有一年半载不能全好，最好回家疗养。

医生这样说，其实是放弃了对覃书望的治疗。拿医生的行话说，就是"医得了的是病，救不了的是命"。

离开成都的花花世界，覃书望一百个不情愿，但也不得不随父亲回老家。

覃二老爷虽然恨儿子不争气，但怕儿子想不开寻短见，也不敢过多责骂。访了几个本地名医，一个个望闻问切后，都摇头说脉相极弱，小命难续。覃二老爷为了给宝贝儿子治病花费了大量的钱财，不得不卖田卖地卖牲口，一点儿都不吝惜。他很怕儿子一命呜呼，覃家从此断了香火。

好在家里有人精心护理，覃书望的病情没有进一步恶化，很多时候，就是昏沉沉地睡觉。醒了就翻翻书，他内心十分后悔，在成都读书时，被同学引诱误入烟花柳巷，结果上了瘾，本来好好的身体，弄成现在这样。

这天，覃书望的同学田正祺来看他，二人是从小到大的朋友，无话不说、无事不谈。看到覃书望病得这么严重，田正祺心里很不是滋味，便悄悄问他年纪轻轻，为什么会得这么重的病。

覃书望虽然不好意思，但想想自己已患了绝症，将不久于人世，给好友说说也不丢脸。于是他就讲了实话。

田正祺说："这么个病啊，我有办法给你医。"

覃书望说："你吹啥牛皮？医生，我看过不少，都说没啥妙方儿。"

田正祺嘿嘿一笑："你忘了我家是做啥子的？"

覃书望道："晓得啊，你家是药贩子嘛。"

原来田正祺家，已三代人贩药。当时，石柱的黄水是全国最好的黄连生产之地，当然还产其他中药。田家已在城里买了铺面，乡下有田地院子。田正祺读过私塾，考秀才总不中，便去药铺学手艺贩药。

田正祺说："贩药哪有不懂药性的？我爸就懂些偏方儿，我听他说过治你这种病，用的是黄精。"

黄精？覃书望有些不相信。

谁知田正祺回到家，第二天就给覃书望送来了药，说是药，也可以说是一种食物，就是把黄精打成粉，和糯米面混在一起，做成粑。还用腊肉、豆腐丁、猪油一起炒了做馅儿。但馅儿必须蒸熟，熟透了才能吃。因为吃糯米做的食品，容易消化不良。

第一周每天吃一个，第二周每天吃两个，第三周以后，就不限食了。

吃了三周，覃书望的气色果然有了变化，丹田也有了热乎乎的感觉，脸色也变得红润起来。两个月后，覃书望的精气神恢复了两三成，特别是食欲增强了，不像以前，吃啥啥都不香，反胃。

田正祺一直坚持给覃书望送"药"。

覃书望觉得不好意思，于是对田正祺说："给我送点儿黄精来，我家自己来做黄精粑，免得你跑去跑来送，太麻烦了。"田正祺却说："这可不行，黄精和麦面的配方比例是田家秘方，绝不能外传。"

覃书望坚持吃田正祺送来的黄精粑，两年后，便完全康复了。他本想再到成都去完成学业,可是覃二老爷不允许,怕他再到花花世界又把病整发了。覃二老爷把覃书望留在家中协助打理家业,并为他订下亲事,拟在秋天成婚。那年月的婚姻讲的是门当户对,因此联姻的女方也不是穷人,是来自万县(今万州)武陵的大户雷家。雷家在武陵搞木船运输,日子过得很滋润。雷家听说覃书望是秀才,还在省会见过世面,所以非常乐意将才17岁的女儿嫁到覃家。

他们秋天结婚,次年十月喜得一对双胞胎,一儿一女,龙凤呈祥。这让覃二老爷高兴得连喝6碗烧酒,结果乐极生悲,烧酒引发了他的高血压,导致脑出血。虽然抢救成功了,他还是半身不遂,成了废人。覃书望只得接管家业,再无读书机会。他认为是黄精挽救了他的性命,也开始读些医书,逐渐了解了黄精的药性,慢慢也研究出一套吃黄精的方法,比如鸡肉(或猪排)炖黄精、黄精泡酒。本地当时风湿病人多,很多人喝了黄精酒后风湿疼痛大大减轻。

覃二老爷又活了多年才去世,去世时虚岁87岁,在当时也算高龄。按说一个瘫痪的人不可能活这么久,除了覃书望有孝心,还得益于他吃的食品中都含有黄精粉。

黄精粑,让覃家的命运发生了天翻地覆的变化。如今,在中益乡和附近的地方,用黄精食补已成为当地习俗。特别是黄精粑,大人小孩都喜欢吃,常被作为迎宾送客的礼品,这些也间接推动了当地黄精产业的发展。

八、望乡坪上黄精多

黄精,在古代除了药用价值外,还有较好的食用救荒作用,被称为救穷草、救荒草。有本叫《蒙筌》的书更是称其为米铺(脯),将其食用救饥的作用与大米、肉脯并称,南北朝名医陶弘景也将它称为仙人余粮,说是经常吃黄精会长时期都不感到饥饿。

2023年暑假,作为一名大三学生,我(谭渝歌)在父亲和叔伯长辈的带领下,接待了几位从湖北咸丰县活龙坪回来寻亲的谭氏宗亲。据他们介绍,他们的祖先也曾在我的老家石柱坡口乡活水村居住,在清代咸丰年间因为旱灾严重不得不从活水村迁徙去湖北。他们的祖先在迁徙过程中,差点儿饿死在逃难的路上,是靠着把在中益乡望乡坪上采到的许多野生黄精根作为干粮,才最终到达宗亲所在的活龙坪,所以黄精是他们的"救命恩人"。

在明清甚至民国时期的坡口附近,每遇旱灾、蝗灾等自然灾害,闹了饥荒,人们必定外出逃荒。当地有一个民谚,即"灾荒不怕可以告(告,方言,意思是"试试"),自有宗亲可投靠;小灾过河到后乡,大灾入山进湖湘",意思是遇到小灾荒,就渡过长江到忠县粮食产量高的后乡去找宗亲,等灾后再回来,如果遇到大灾荒,忠县后乡宗亲也没有多的粮食,就必须翻越方斗山到湖北湖南去,但这一去山高路远,多半就不能再返回老家了。

清咸丰末年,也就是约在1860年的夏天,石柱沿江地区遭遇大旱,饥民无数,活水村的十来户谭氏族民为避免被饿死,便带着族长送的族谱和一封书信,以给湖北宗亲送族谱的名义,扶老携幼进到大山里逃荒。他们凭着一代又一代人口口相传的传说,翻越方斗山,经鱼池、悦崃、桥头等地到湖北去"讨生活"。

一路上,这些宗亲翻山越岭,受了不少的罪。第四天,他们到了桥头,身上带的干粮早就吃完了,不得不将孩子卖给财主家里当长工。等翻越了桥头至中益之间的"渝鄂剑门关"大寨坎后,原来50多人的队伍,只剩下了30多个人了。因为没有干粮吃,大家都饿得几乎没有力气，但停下来肯定是等死，他们只得靠喝路上的甘泉井水，继续往前走。

走到今中益乡街上的中坝场时，大家再也没有力气走下去了，便倒在场边的土地庙里休息。眼看有三四个60多岁的老人和四五个10岁以下的孩子即将饿死，带队的人忽然想起临行前族长曾经说过："中坝场附近不远有个望乡坪，坪上有野生黄精群，可以挖来食用，当作干粮。"想到这里，他赶紧选了几个还有力气行走的年轻人，向人们悄悄打听到望乡坪应该怎么走。

就这样，他们最终在望乡坪上发现了一片野生黄精，采挖后用龙河水洗净，揣在身上当作干粮。吃了黄精后，大家力气大增、精神十足，剩下的两三百里路程仅仅用了五六天，翻越了七曜山后，全部安全到达目的地湖北咸丰县活龙坪。

在这里，他们将新修的族谱和宗祠族长的亲笔信交给早先迁徙到此的宗亲们，受到了宗亲们的热情接待，最终在活龙坪安了新家。

当然，望乡坪现在在中益什么地方，已无从考证。但大概率应该是在现在初心小院附近的那个坪上，从那里往前望去，便是方斗山，而方斗山的另一边，便是坡口场和活水村的方向。

第五节　中益人与黄精的故事

一、"酒鬼"与黄精的故事

在中益乡华溪村金溪沟沿线，成片木瓜树下布满绿油油的作物，这是华溪村集体发展的700多亩黄精。而在初心小院旁的6亩黄精，让曾经的"酒鬼"蝶变成了村民小组长，带领全家过上了幸福生活。

1.偷卖种猪过酒瘾

陈朋是中益乡华溪村先锋组村民,妻子名叫谭明兰。(见图4-9)他们育有两个孩子。以前,陈朋有饮酒的嗜好,用他自己的话说就是,"宁愿不吃饭,也不能没酒喝"。

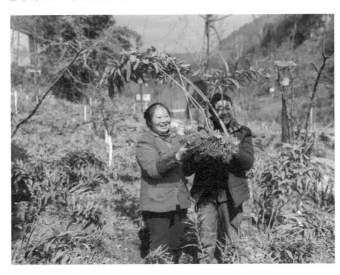

图4-9 陈朋与妻子谭明兰推荐黄精

长期的饮酒让他患上了酒精肝,这让本来就不富裕的家庭更是雪上加霜。2014年6月,他们家被纳入建卡贫困户。村里为了帮助他们,专门给他们家送了一头种猪,并再三叮嘱要把这头猪养好,等下了猪仔就能卖钱了。

有一天,妻子谭明兰有事回娘家去了陈朋酒瘾又上来了,但他的酒两天前已喝完,手里也没钱买酒。他在家里里外外找了个遍,还是没有找到钱,于是盯上了猪圈中村里送来的种猪。

"反正是村里送的""要等它下崽好难得等哦""又不能当肥猪养""养它还浪费我的苞谷",陈朋找了很多"正当理由"说服了自己。当天下午,他悄悄把那头种猪牵到场镇上卖了钱,打了酒,喝得酩酊大醉。

2.下决心戒酒搞黄精

卖猪的事被妻子谭明兰发现以后,他们大吵了一场,谭明兰哭着跑到村党支部书记王祥生家中说道:"王支书,你管管吧,他是你的帮扶对象。他再这样,我就要离婚。"

听到谭明兰这番话,王祥生急了,接下来一段时间,他三天两头往陈朋家里面跑,给陈朋讲道理、谈人生、摆(重庆方言,指"讲")未来,还发动陈朋的亲朋好友给陈朋做工作,经过多方努力,陈朋勉强答应了戒酒。

2018年,村集体种植了220亩黄精,为了激发村民参与村集体产业管护的积极性、增加村民收入,还建立了"黄精种植管护费+黄精收益20%分红费"的返承包机制。

陈朋了解到这个情况以后,找到王祥生说道:"王支书,我要承包黄精。""你得行不? 不得像上次对待种猪那样对待黄精吧?"王祥生发出疑问。"不得了,为了娃儿,为了家庭,我已下定决心戒酒,打算好好干点儿事业,请你相信我!"陈朋用诚恳的眼神看着王祥生,再三请求后,村里答应将6亩黄精交给他管理,并按程序与他签订了黄精管护协议。

3."产业选准了,就要发展好"

自从承包了村里的黄精以后,陈朋发生了很大转变。不论是除草、施肥,还是挖沟等等,他都严格按照村里提出的管护标准执行,6亩黄精在他的精心照料下,茁壮成长。

2019年4月15日,那是一个非常特殊的日子,习近平总书记来到了中益,并去看望了陈朋的母亲马培清。在去往陈朋家的路上,总书记在黄精地块旁详细询问了解黄精的功效、产量、收益等情况,并嘱咐要发展好黄精产业。

自那以后,陈朋只要有时间,都"泡"在黄精地里,那6亩黄精,像被施了魔法一样,长得特别好。他还主动向其他村民分享他的管护心得,成了村里的黄精管护"达人"①。

4.三次提出入党申请

陈朋的外公,是革命年代的党员,其母亲也是20世纪70年代中期入党的老党员。也许骨子里就存有红色基因,刚刚戒酒的陈朋竟然提出了入党的申请。"你为什么要入党?"王祥生问他,他没有问答上来,第一次入党不了了之。

一个多月后,二人在场镇相遇。"王支书,我真的想入党。""你真想入党?那目前你觉得你够不够入党资格?"王祥生的反问,又让陈朋哑口无言,他识趣地离开了。

又过了一段时间,陈朋再次找到王祥生说道:"王支书,我真的想入党,你考虑一下吧。"王祥生耐心地问他:"你为什么想入党?"

"我也不知道,你让我把酒戒了,把我这个家挽救了,也让我脱了贫,日子越过越红火,我也想做一个像你这样的人。"陈朋的一番话打动了王祥生,经过严格考核,2021年6月,陈朋正式成了一名中共党员。

5.全票当选村民小组长

总书记的亲临关怀让陈朋家的院子变成了网红地,很多人都慕名前来,村里将他家院子打造成了"初心小院"。陈朋一家对生活更加充满信心,在院子里开了一间饮品店,名叫"幸福米米茶",他说现在的生活真的很幸福。

他还与母亲马培清一起主动当起了宣传员,向来往游客宣传总书

---

① "达人"在网络中指在某一领域非常专业、出类拔萃的人物。

记的殷殷嘱托和爱民情怀。

2023年1月，华溪村村民小组长因故辞去了组长职务，考虑到村集体的黄精产业多数分布在先锋组，村里多次走访考察村民小组长人选，大家都推荐陈朋担任组长，后来在村民代表大会上陈朋全票当选为村民小组长。

在"打赢脱贫攻坚战"的过程中，华溪村发生了许多翻天覆地的变化，很多村民都像陈朋一样，思想由"等、靠、要"转变成了"想发展、谋发展、促发展"，大家都时刻牢记总书记的嘱托，努力感恩向前奔跑。

二、传奇母亲勇争先

中益乡华溪村，以前是石柱"远近闻名"的贫困村。因其两山夹一槽的地形，土地贫瘠，村民只能种植土豆、红苕、玉米，温饱不成问题，但要想有点儿收入是很难的。

黄精是打破这一困境的关键。

华溪村植被覆盖率高，山上有许多野生的中药材，黄精就是其中之一。现在中益乡黄精产业总面积达1 200多亩，华溪村就占了700多亩，全村依靠黄精走上了致富之路。但是华溪村的黄精之路也并不是一帆风顺的。

在刚开始种植黄精的时候，华溪村根据自身的情况选择用反承包到户的模式发展黄精产业，但是村里村民向来只是在房屋周边种植一点儿，从来没有种植过大面积的黄精，心里很没有底。虽然村干部都带头承包种植，但是仍没有打消村民心中的顾虑。看到大家的犹豫，石柱道德模范何绍余(见图4-10)站了出来。

何绍余，是一位柔弱的女子，也是一位伟大的母亲。为了照顾生病的儿子,她走访重庆、西安、北京各大医院,负债10多万元,三十年如一日为儿子穿衣、喂饭,甚至为了方便照顾生病的儿子,放弃了中益乡盐井小学学前班代课教师的工作。她在村民的心里是一位很伟大的母亲,大家都深深敬佩她,对她非常信任。开始实行反承包的时候,大家对种黄精到底可不可行、能不能挣钱一直存有很大的疑虑。在看到大家都犹豫不决的时候,何绍余为大家带了头,承包了8亩黄精。看见何绍余一口气承包了8亩,村民们纷纷跨出了种植黄精的第一步。

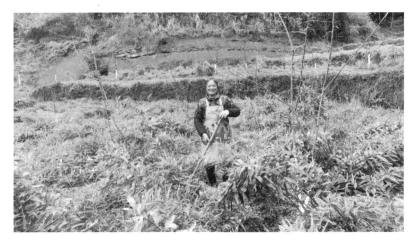

图4-10 传奇母亲何绍余

现在大家不仅有黄精种植管护的费用、村集体分红,还能去村集体务工,大家的收入越来越多,钱包也鼓起来了,心里感到相当幸福!

三、与黄精的"相识"与"相知"

我(周伟)是在中益乡华溪村马培清马婆婆家青石板路边屹立的宣传照中第一次了解到黄精的。中益乡华溪村党支部书记王祥生(见图4-11)面对着照片向大家讲解照片内容及习近平总书记来到黄精基地时的情景。

　　当时习近平总书记和王支书共同拿着黄精的块茎,总书记向王支书询问了黄精的种植、产量、功效、市场行情等情况。王支书详细地讲解了黄精的组成结构、功效、利益联结机制等。

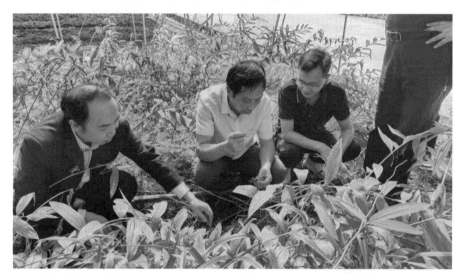

图4-11　中益乡华溪村支书王祥生(左二)、肖波教授(左一)

　　王支书对我们说:"总书记的肯定让我们对黄精产业的发展更有信心。"紧接着,王支书又指着旁边及左前方土地里种植的黄精向我们讲解,"黄精,又名老虎姜、野人参、野生姜,具有补气、养阴、健脾益肾等作用,属于多年生草本食药两用植物,生长期3—5年;目前,主要种植的是多花黄精,可为'中华蜜蜂谷'的蜜蜂提供蜜源。"循着王支书手指的方向望去,只见田地里长着一排排长长的芦苇,芦苇两边长着茂盛的椭圆形绿叶植物,郁郁葱葱,呈现出一幅生机盎然的"产业图"。

　　2022年9月,我很荣幸成为中益黄精面出口首发活动(见图4-12)筹备小组中的一员。筹备期间,重庆华溪村黄精面业有限公司郭骐瑞向王支书介绍了他对黄精的认识:"中益的土质、气候极适宜黄精生长,故而种植出来的黄精品质较高,且中益地处北纬30度,该纬线贯穿四大文明古国,纬线附近奇观绝景比比皆是,北纬30度'中国段'被誉为中国最美的风景走廊线,有珠穆朗玛峰、钱塘江、峨眉山……故而生长出来的植物也神秘而独特;同时,2019年4月15日习近平总书记到石柱土家族自治县中益乡调研时,对黄精产业给予了充分肯定,使我自己对扎根中益、潜心发展好黄精系列产品信心十足。"

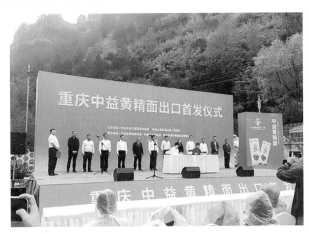

图4-12 重庆中益黄精面出口首发仪式

由于工作的调整,2022年10月我成为农服中心的一名工作人员,经多方了解并梳理项目程序资料,对黄精产业有了更为深入的了解:为什么选择种黄精? 一是据《中国药典》(2020版)记载:黄精味甘性平,入肺、脾、肾三经,能补气养阴、健脾、润肺、益肾,适用于脾胃气虚、肺虚燥咳、劳嗽咳血、内热消渴等症,药用价值较高。二是中益乡土地以砂壤土、黄壤土为主,保水性好、土质相对疏松,土壤、气候条件适宜规模化种植黄精,且山上有较多野生黄精,众多农户常挖一些回来种在房前屋后,种苗问题很好解决。三是黄精可以规模化生产,一年平均亩产量可达6 000斤①(1斤=0.5 kg),亩收益在4万元以上,近几年价格还稳中有升。

①为方便农业读者阅读,此处仍采用"斤"这个单位。

对做好黄精产业,我个人有以下看法:

为确保种植成功,一是可以构建技术服务体系,由市、县两级专家提供技术指导,在乡、村落实技术人员并加强对农民的技术培训。二是购买产业保险,与太极集团签订10元/kg的保底收购协议(采收时市场价高于保护价,则按市场价结算),有效化解种植风险和市场风险。

为激发群众的种植积极性,可通过"流转+返包"的管护机制,由中益乡将零碎土地整合,农户以土地入股的方式将土地经营权交给村集体进行统一规划布局,采取木瓜套黄精的种植方式对土地进行合理运用。农户不仅可以得到土地流转的固定分红,还可以根据自身条件返包黄精地块3—5亩进行管护种植。农户的收入等于管护期工资(每3年2 000元/亩)加上管护地块产量收益的20%,农户3年管护周期收入预计每亩8 000元以上,是传统种植收入的8倍;同时,产品销售总额按村40%、农业企业60%的比例进行分红。村集体经济组织的收入主要用于支付土地农户的浮动分红,解决相关工作的开支问题、后续产业发展及民生保障问题。

在种植方面,中益乡黄精产业面积达2 000多亩,其中华溪村950多亩(含散户种植)、盐井村500亩、光明村350亩、龙河村200亩;在育苗方面,盐井村现有黄精育苗基地10亩;在精深加工方面,已建成投用黄精面、黄精桃片加工车间,建筑使用面积2 785 ㎡。

为加强对黄精产业的深度开发,丰富中益乡农特产品种类,提升中益乡农特产品附加值,带动村集体经济发展,中益乡通过招商引资,引进重庆市巴府唐门有限公司,投资成立重庆华溪村黄精面业有限公司,推动农产品产业融合发展。该公司立足实际、做足市场调研,确定主营黄精面条、黄精桃片等系列产品。该公司所生产的黄精面条采用了拌和、精揉、细撵、导条成形等技术手段，以及醒面、手工拉面、氧离子发面、空心塑形、烘干成形、精裁、包装等流程，总共采用16道工艺38项操作流程，最终呈现出高筋道、有弹性、营养又美味的黄精面食，生产线年生产量可达2 000 t。

2022年9月23日，石柱土家族自治县政协原主席、中益乡原脱贫攻坚指挥部副指挥长兼办公室主任孙开武在重庆市石柱土家族自治县中益乡华溪村帮扶车间广场宣布中益黄精面第一次对外出口工作正式启动。当天，满载540箱、重约8 100 kg优质中益黄精面的大车在一片欢呼声中驶离中益乡，该批黄精面通过重庆市海关出口至澳大利亚、新加坡、南非等国家。黄精从田间、工厂，走出了国门，走向了世界。

2022年10月27日，中益旅游开发有限公司、益起奔跑文化传播有限公司、重庆观妙生物科技有限公司在中益乡举行黄精产业化开发合作签约仪式，将重点围绕黄精系列产品共同研发和推广销售，不断推进黄精产业深加工，拓宽"产销全链条"，不断壮大发展黄精产业，让中益黄精系列产品不光"做得出""做得好"，更能"卖得广""卖得俏"，促进村集体发展壮大，带动老百姓"益"起奔跑。

四、腹有黄精气自华

1.半路出"家"搞黄精

机缘巧合下，我（晏雨露，见图4-13）来到了石柱土家族自治县，到中益乡华溪村驻村。来自农村却不懂农业的我，被安排负责全村农业产业工作。从初识到初懂，从了解到研究，在华溪村，我与黄精结下了"不解之缘"，收获了成长自信，更领悟到驻村帮扶工作的非凡意义。

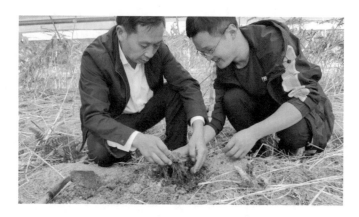

图4-13 晏雨露(右)与王祥生(左)一起探讨黄精种植经验

2021年11月22日,刚结婚的我接到组织通知,前往华溪村参加乡村振兴驻村工作。"刚从象牙塔出来参加工作的土木工程专业'愣头青'能为中益做些什么实事呢?""工作日不能回涪陵陪媳妇,媳妇答应吗?"经过再三的思想斗争,我决定服从组织安排,兑现入党誓言!

根据驻村工作分工安排,我主要负责华溪村农业产业发展工作。压茬交接工作的前驻村干部谭义指着黄精地块对我说道:"中益山高坡陡、土地贫瘠,黄精产业主要分布在两山一槽。"看着地里满叶斑点、整株干枯的植物,站在土地边上的我如获新知——"原来,黄精就长这样啊?!"虽然我不懂农业,但直觉告诉我黄精生长情况并不好,需要精心养护管理。

在返回村委的路上,谭义热情地向沿路村民介绍道:"这是组织派来的高才生,专门管理农业的驻村工作队员。"看着面带笑容的朴实村民,对农业知识一窍不通的我心里思索着如何管理好黄精。我暗自给自己打气:"一定不能把这工作搞砸了,不能辜负组织的信任和村民的期待!"

2.边学边干育"黄精"

"什么都不懂,怎么开展黄精管护工作? 唯有学习才能解决问题。"我在知网上面下载了很多关于黄精的文献,又在网上订购了几本有关黄精的图书,开启了我对黄精的学习之路。我心想,学好这些资料也许就能带动大家搞好黄精产业了。一段时间后,我脑海中存贮了大量的黄精知识,我感觉自己"行"了。

2022年4月18日下午,我接到华溪村支部书记王祥生的电话,"赶紧到初心小院附近的黄精地块看看,黄精嫩叶看上去不正常",并叮嘱"和乡农服中心谭洪明一起去"。半小时后我来到了初心小院,谭洪明正半蹲在地上,翻转着黄精嫩叶的正反面仔细观察。我问道:"怎么回事儿,什么病?"他指着嫩叶说:"叶斑病。"我在书本上看到的叶斑病症状,好像也是这样。我心想:"既然他也这么说了,那就肯定是(叶斑病)!"

我信心满满地回村委后,迫不及待地找王支书汇报工作,他听后迟疑道:"我们黄精产业输不起了,你再找肖波教授确认一下。""难道不是叶斑病?"带着疑惑,我给肖教授传过照片和描述了相关症状后,期待的微信铃声并未响起。我开始认真比对书中的症状描述和现场症状图片的差异,"两者有相似又有差别",还是不能完全确定。我又仔细阅读了《黄精常见病虫害的发生与防治》一文,里面有一段是这样描述的:蚜虫多群聚于嫩叶、嫩梢,吸食嫩处黄精使叶色褪绿,叶片卷曲,植株生长衰弱。一般4月中上旬,黄精新芽出土展叶就会发生蚜虫害,随着嫩枝、嫩叶增多,危害加重。[①]"没错,这就是现场的症状!"我抑制着激动的心情又反复阅读、对比,不久,我终于有了答案,一份新的防治方案在我心中形成。

晚上,从村委回寝室的路上,我打开手机,看到了肖教授的回

①蒋燕锋,谢建秋,潘心禾.黄精常见病虫害的发生与防治[J].农业科技通讯,2021(11):281.

复——"不是叶斑病,叶斑病不卷叶,是病毒病导致的缺锌,所以叶有条纹,要补锌"。我返回村委把那篇文章和"新方案"一并传给了肖教授,然后再检索病毒病文献。我刚开始阅读,肖教授又传来了回复——"按照'新方案'+病毒病防治法一并实施"。根据他的指导建议,我们组织村民实施了两次黄精病虫害防治工作,防治成效明显,如陈朋所说的,"黄精叶都变绿了"。

那晚,回宿舍的路上,路灯格外明亮⋯⋯

在接下来的日子里,我又通过管护育苗基地黄精种苗学会了立枯病的防治方法,通过治愈先锋组廖叶坝30亩倒苗多花黄精学会了炭疽病防治方法⋯⋯

黄精病虫害防治成功的案例,让我进一步认识了黄精,学到了黄精病虫害防治知识,获得了解决黄精管护问题的方法,增强了敢干事儿、干成事儿的信心。

2022年6月,中益乡华溪村迎来高温高湿天气,黄精更容易遭受病虫害侵袭,对我们的黄精管护能力提出了新的挑战。为了成功防治,我们勤跑黄精田间地头观察黄精长势,及时发现部分黄精叶片边缘出现"开水烫"症状后,迅速查阅文献资料,精准研判黄精疫病,借助《新编农药手册》拟定黄精疫病防治方案,经肖教授认可后立即开展防治工作,防治成效明显。驻村工作队前第一副书记罗凤华对我们的防治工作表示赞赏,他说:"今年这些黄精相比以前,长得更好了。"

2022年10月初,我们根据中益黄精第二次发芽高峰期生长规律,改进惯用的锄草模式,制定了"发芽高峰期手扯草、平常手扯窝边草+锄草松土"除草新方案。队长组织劳力落实除草方案,干部加强田间地头监管,解决了先锋组庙榜黄精地块3年苗稀问题。务工村民黄玉兰对我们所做的工作很满意,她说:"今年庙榜那些黄精都开始长起来了。"

年多的驻村时间,让我与黄精结下了不解之缘,让我爱上了黄精管护工作,更让我爱上了农业事业,对乡村振兴工作有了更多的认识。相信在接下来的日子里,黄精管护工作会让我收获更多。我也会为华溪村的乡村振兴贡献自己的全部力量!

五、我与中益黄精的不解之缘

几个年头过去了,可那个情景,犹如电影的特写镜头,老在我(郭骐瑞,见图4-14)眼前浮现,挥之不去。

那是2019年4月16日晚上7时许,《新闻联播》正在播放中益乡巍峨的群山、葱茏的植被、高大的林木、蜿蜒的小路、秀美的田原风光等画面……习近平总书记考察石柱中益乡华溪村,与村民促膝交谈时提到的两个字——"黄精",让我的心里"咯噔"了一下。

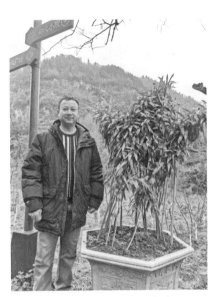

图4-14 郭骐瑞与黄精

从达州到美国一些城市,从伦敦到中国香港,我从事过很多行业——经营红酒、白酒,投资房地产开发,从事健康食品的推广与经销——让我念念不忘的唯有黄精,它留给我的记忆与回味,最为深刻。接触黄精,享用黄精,研究黄精,我深知其奥妙之处,比如它具有补气养阴、健脾、润肺、益肾、生津等作用。《本草纲目》对它极其推崇,说它为服食要药,故《名医别录》列于草部之首,仙家以为芝草之类,以其得坤土之精粹,故谓之黄精。《五符经》云:黄精获天地之淳精,故名为戊己芝,是此义也。余粮、救穷,以功名也;鹿竹、菟竹,因叶似竹,而鹿兔食之也。垂珠,以子形也。陈氏《拾遗》救荒草,即此也,今并为一。嘉谟曰:根如嫩姜,俗名野生姜。九蒸九曝,可以代粮,又名米脯。

听到《新闻联播》的报道,我反复琢磨:我为什么不去开发黄精、推广黄精,让老乡受益,让自己受益,让社会受益,实现多赢呢?我是商人,当然想挣钱,但是金钱却不是唯一重要的东西。金钱、利益与社会责任、社会担当相比,不值一提,只要能为乡村振兴与中华民族伟大复兴贡献一份力量,怎么做都是值得的!

说干就干。看完《新闻联播》,我立即思考投资黄精板块的方案。

正好,正招商引资的石柱土家族自治县有关方面也有此意。黄精让我们走在了一起,不管疫情如何严重,也无法阻挡双方合作的步伐。

2021年9月,金风送爽,石柱土家族自治县代表团来到重庆市巴府唐门有限公司调研考察。在解放碑,在磁器口,在歌乐山,代表团对巴府唐门的经营品类、经营规模、经营业绩、企业文化赞不绝口,双方对开发黄精产业一拍即合。

2021年11月,中益乡、华溪村与重庆市巴府唐门有限公司开始洽谈合作,就有关细节、事宜进行深入研讨与磋商,初步达成合作意向。

2021年12月,重庆华溪村黄精面业有限公司正式注册。万事俱备,只欠东风。

2022年1月,华溪村村集体与重庆华溪村黄精面业有限公司签订黄精面条、黄精桃片合作协议,敲定了合作细节。

2022年3月,乍暖还寒,华溪村黄精面条、黄精桃片生产车间破土动工。

2022年7月,第一批黄精面条、黄精桃片试产试销,大家"吃了都说好"。

2022年8月,重庆海关领导组织相关部门,与石柱地方领导一同前往华溪村,专题研究黄精面出口事宜。

2022年9月,中益黄精面取得出口资质,在重庆市中新示范项目管理局主持下,公司获得了澳大利亚、意大利等国家及一些地区(国家和地区共计11个)的出口订单。

当时正是疫情防控形势最紧张的时期。一边抓疫情防控,一边抓生产,其困难,可想而知。

2022年9月23日,淅淅沥沥的小雨下个不停。这场雨,对于我这个生意人来说,却是喜讯。下雨在本地被看作老天爷在"送财"。这天一大早,细雨纷飞的重庆市石柱土家族自治县中益乡华溪村帮扶车间广场热闹非凡,弥漫着节日的气氛,彩旗飘舞,彩球满天。10时许,随着石柱土家族自治县政协原主席、中益乡原脱贫攻坚指挥部副指挥长兼办公室主任孙开武的一声宣布,装载中益黄精面的大车,在一片欢呼声中第一次驶向了大洋彼岸。

黄精产业是一个集经济效益、生态效益和社会效益于一体的多功能产业,黄精制品的营养价值和经济价值得到了广泛关注,并展示出巨大的发展潜力和广阔的市场前景。

中益乡的土壤、气候条件都比较适宜种植黄精,那漫山遍野的黄精,那节节攀升的黄精产量,让乡亲们喜上眉梢。当地还打造了黄精产业基地示范带,其囊括了华溪、盐井、光明、龙河4个村,总面积达到1 200亩。

中益黄精面的开发只是合作的第一步,接下来,我们将围绕黄精这个产业点"多点开花",深化合作。

为加强对黄精产业的深度开发,丰富中益乡农特产品种类,提升中益乡农特产品附加值,带动村集体经济发展,当地政府通过招商引资在中益乡华溪村扶贫加工车间建设了黄精面条、黄精桃片加工厂并投产。

"中益黄精面"项目主要运营模式为"政府引导＋村企合作＋联农带农"模式，目前主营黄精面条、黄精桃片等系列产品。其中黄精面条系列产品主要有手工黄精面、空心黄精面，目前正在开发羊肚菌黄精面、即食黄精方便鲜面、开袋即食黄精干脆面（休闲食品）等产品。

首发仪式上，我穿着土家族盛装，与土家族兄弟姐妹深度融合，很高兴，也很激动。重庆海关、重庆市商务委员会、重庆市农业农村委员会、重庆市委宣传部帮扶集团等相关负责人，同我一起，共同见证了重庆渝贸通国际贸易有限公司与重庆华溪村黄精面业有限公司签订"中益黄精面"出口合作协议。我拿起笔，郑重地签下了自己的名字。能出力让黄精走出田间、走进工厂，走出国门、走向世界，我感到非常自豪。

六、守着乡亲们的"黄金"

自2017年8月中益乡被确定为市级深度贫困乡后，中益乡干部群众瞄准决战决胜脱贫攻坚目标任务，战天斗地，强力攻坚。发展什么产业，成了一个摆在大家面前的关键问题。经过多方论证，村里决定带着大家种黄精。

老谭家世世代代居住在空气明净、山青水绿的中益大山深处。他家靠山吃山，多年来一直靠采集中药材解决家庭开销问题，平时进山碰到野生黄精，就挖回来种在房前屋后。通过长期种植，老谭慢慢积累了一些种植黄精的技术，成了村里的"土专家"。村里发展黄精产业后，老谭多次应邀在村里举办黄精种植技术培训班，为全村种植户和贫困户讲授黄精种植技术。

"我希望乡亲们都富裕起来,我们穷了一辈子,一人富不是富,带动更多人致富才是真正的富。"老谭跟中药材打了一辈子交道,如今还可以把自己多年的黄精种植经验传授给更多困难群众,他觉得很有意义。

2017年,老谭被村里确定为建卡贫困户。前些年,老谭老两口生病住院几个月,花去大量医疗费,导致他家因病致贫。"党的政策好,我们更要努力向前跑",从村里发展黄精产业那一刻起,老谭就树立了一个信念,自己要脱贫,更要花时间和精力帮助其他贫困户脱贫致富。为了尽快教会大家黄精种植技术,他三天两头向市里、县里派来的专家请教,同时琢磨怎么将专家传授的办法与自己的"土办法"结合起来。为此,他经常往黄精地里跑,反复验证。

同村的老罗和妻子年事已高,重体力活儿已干不了了,经济收入有限,生活十分拮据。老谭二话不说,不仅向老罗传授种植技术,还帮助他精心管理种植的黄精。

功夫不负有心人。如今,村里的黄精种植面积达到700多亩,已构建起从育苗、种植到精深加工的全产业链条。村里开发了黄精面条、黄精茶、黄精桃片等新产品,农家乐还推出了黄精炖鸡等特色菜。

"我们这辈子怎么也没想到黄精能彻底改变我们的生活,多亏了政府,多亏了老谭。现在建起了工厂,销售渠道和客户都很稳定,这样下去,我们的生活肯定会越来越好。"谈到老谭的辛勤付出,老罗等乡亲们都掩饰不住心中的感激之情。

2020年年底,老谭被乡政府、村里评为脱贫攻坚先进个人,戴着大红花走上了领奖台。当他从乡领导手中接过获奖证书时,幸福的泪水顺着脸颊流了下来……

七、郭骐瑞与中益黄精

黄精乃中药材之上品，可以"补中益气，延年益寿"，在古代就备受推崇。这些，在医书上多有记载。历代文人雅士对黄精也多作有关诗句，唐代诗人杜甫和宋代诗人白珽均写诗对其进行赞誉。明代散曲家王磐说："神州黄精，济我穷氓，代粮辟谷，且使长生。胡不食之，羽化身轻，受兹饥馁，苦志劳形。"黄精是与人参、灵芝、茯神并列的古代四大仙药之一，长期食用有降血压血糖、补气健脾、提高精子活性，延年益寿的食疗功效。"仙家以为芝草之类，以其得坤土之精粹，故谓之黄精。"

中益乡位于石柱东北部，海拔在800—1 900米之间，再加上森林植被良好，气候温润，很适合黄精的生长。黄精乃中药材中的"黄金"，20世纪80年代包产到户后，当地就有不少村民把野生黄精从山上挖回家里种植。随着人们对黄精食药功效的认识不断提高，中益乡的黄精产业已形成了种植规模。为了有效保护农民生产出来的黄精有市场、有收益，中益乡成立了相关的专业合作社，并于2021年成功引进商家，在当地建起了3 500平方米的重庆华溪村黄精面业有限公司，且于2022年9月正式投产，年生产规模为400—500吨，年黄精需求量最低为40吨。

重庆华溪村黄精面业有限公司总经理郭骐瑞是四川人，他在美国纽约生活了多年，与我国在纽约的很多知名食品企业的董事长都是好朋友。说来有缘，郭骐瑞回国探亲期间来到中益旅游，他看到在华溪村经果林已经成片种植，以及丰收在望的黄精时，瞬间让他下定了在中益办"黄精面业"的决心。接着，在反复查阅黄精功效和价值的相关资料、反复调研黄精深加工产品市场后，郭骐瑞更是坚定了在中益办企业、解决当地村民就业的信心。他说他要在中益生产出中国制造的、纯绿色、无添加的安全食品。

"要生产出纯绿色、无添加的安全食品,首先得做到原材料必须纯绿色。"郭骐瑞对未来充满希望。重庆华溪村黄精面业有限公司所用面粉,每一克、每一钱,都保证是河套地区的有机面粉,无添加、无公害。提到"黄精面",郭骐瑞表示:"我们的'黄精面'里不但有真真实实的黄精,而且还是10%到20%的黄精优良产地、康养之乡的中益高山生态多花黄精。""现在有很多品牌的东西,尤其是农产品,都是其他代工厂生产的,但我们公司保证每一样产品,都是高标准工厂生产出来的。我们随时欢迎大家前来监督,随时欢迎大家现场观摩生产流程。"

为了生产出不同于其他挂面的"黄精面",重庆华溪村黄精面业有限公司,除了在面粉、黄精的选材上相当挑剔外,在制作上也相当讲究。黄精精心淘洗后,自然晾晒风干;黄酒、黄精、清水拌匀,古法焖制;九蒸九晒,直至毫无麻味;精磨成粉,瓦缸类器皿存放。在面粉的制作上,除了用最先进的机器揉制外,最主要的是用最古老的人工牵拉技术,手工操作。正因为有了这样的选材和生产制作工艺,"黄精面"才能有不同于其他挂面的筋道,才能有其他挂面无法媲美的口感。

在产品展销厅,郭骐瑞说:"黄精面是公司的主打产品,还有如黄精桃片、黄精茶、黄精酒等其他产品,而且还要在发展中不断开发新产品。"作为一名中国人,他表示自己有责任、有义务去推广我们的美食及文化,他要让中国中益的"黄精美食"走出国门,走向世界,成为世人舌尖上的美味。

八、种野生黄精的带头人

中益乡海拔在800—1 900米之间,境内森林植被茂盛,生态环境良好,气候温和,雨量充沛,是黄精生长的好地方。

家住华溪村金溪组的谭文祥,当过生产队队长,任过大队民兵连长,现在是华溪村金溪组组长。他爷爷、父亲都是当地有名的"草药先生",在那缺医少药的年代,当地村民若是遇上了小病小痛,他们都会去找谭文祥的爷爷、父亲扯些草药,或熬来吃,或用汁擦,都很有疗效。

受到祖上影响和长辈的言传身教,谭文祥现在也成为当地村民信得过的"草药先生"。他从小就随爷爷、父亲到山上扯草药、挖草药,不但认识了很多味普通草药,而且还认识了他爷爷、父亲口中的"金贵"药材——老虎姜。老虎姜也就是书上说的黄精,它堪称中药材中的"黄金",具有补气养阴、健脾润肺、益肾降脂的功效,能增强人体免疫能力,起到抗衰老、延年益寿的作用。所以,谭文祥的爷爷、父亲,除了平常用黄精给当地村民治病外,自己家里还常用黄精的根炖肉,把呈伞状、绿白色的黄精花凉拌吃,还用黄精泡茶、泡酒喝。

1994年秋天,一位老人找到谭文祥说:"谭医生,能不能给我扯点儿草药,我实在是累得很,在这屋喘气那屋都听得到。"谭文祥仔细观察老人后,觉得除了要到山上给老人家挖些野生黄精外,还需要扯些其他草药综合搭配才行。哪知道,由于傍晚时分光线不好,扯好草药准备回家的谭文祥,在路过用两根杉树木搭的小木桥时不幸双脚踩空,整个身子都掉进了溪沟,腰部也骨折了。谭文祥虽然从小就挖野生黄精、种野生(指品种)黄精,但还从没静下心来细细"品"过黄精。这次骨折倒让他把有关黄精的美食美酒尝了一个遍。才两三周的时间,谭文祥的骨折就大有好转,大家都说他的骨折比一般人的都好得快。

在谭文祥刚能下地走动时,就有听说野生黄精神奇功效的人到他家买野生黄精。虽然别人出高价,他家也种有很多野生黄精,但他觉得家种的那些暂时还不能挖、不能卖,要让它们继续长个儿、结籽儿,然后育出种苗送给邻近的乡亲。

就这样,从小就钟爱黄精的谭文祥,成了华溪村种植野生黄精的第一人,成了全村种植野生黄精的带头人。截至2022年,谭文祥一共送给组里的村民野生黄精苗10 000余株。而今,谭文祥家除了种植有1亩多的野生黄精外,还有约3亩人工培植的黄精。

当问起他种植黄精的收入时,他笑容满面地说:"黄精的产量很高,亩产至少5 000斤。野生黄精每斤能卖到25元至30元,人工培植的每斤也能卖12元左右,最高能卖到15元。"

从谭文祥的话语中,我们深深地感到中益乡真是选对了产业,因为黄精这项产业确实让老百姓变富了。

九、让人称奇的中益黄精面

盛夏时节,热浪荡漾。我们沿着涪丰石高速公路前往有黄精之乡称誉的中益乡参观。一路上起伏的山峰层峦叠嶂,翠绿的林木郁郁葱葱,路边的小草摇曳生姿。很快,我们便下了高速到了中益乡。

踏着曲折的柏油马路,我们跨过石桥,约莫十五分钟后拐进一个平坝,只见高高的厂房上悬挂着"黄精面"三个金色大字,一排整齐的厂房映入眼帘。宽敞的厂区干净整洁,花草飘香,给人一种舒心的感觉。中益乡自古便有野生黄精,当地有许多关于黄精的古老传说,但全面开始发展黄精产业却是实施脱贫攻坚以后,目前黄精产业已成为当地实现巩固拓展脱贫攻坚成果同乡村振兴有效衔接的支柱产业。

尽管鲜黄精销售价格较高,市场前景可观,但直接售卖并不划算,它的附加值没得到充分提升。为此,乡党委、乡政府将目光瞄准在延长黄精产业链上,经多番考察与论证,决定与重庆市巴府唐门有限公司合作,建设黄精面条、黄精桃片等系列产品生产线。

"知君清俸难多辍,且觅黄精与疗饥。"我们在乡政府干部的陪同下,跟随公司负责人来到产品陈列厅,展架上各种颜色、各种规格、各种包装的黄精面条、空心黄精面、黄精椒盐胡豆、黄精茶叶、黄精茶汤、黄精桃片等各种类别的产品琳琅满目,让人应接不暇。公司负责人一边讲解,一边随手从展架上拿出黄精桃片请我们品尝。当我从塑料包装中取出桃片时,只见二指宽的桃片中间,芝麻状的斑点点缀在上面,如水墨丹青画的点睛之笔。四周淡黄色的桃肉如小时候的红苕果,吸引着我的味蕾。送入嘴里一嚼,只觉得桃片筋道十足、香甜酥脆、味美可口,令人回味无穷。

据介绍,中益乡在巩固黄精产业的基础上,积极开发黄精系列产品,如黄精面条、黄精桃片等。其中黄精面条系列产品主要有手工黄精面、空心黄精面,正在拓展研发的有黄精果面、羊肚菌黄精面、黄精方便面、黄精干脆面等产品。产品既美味可口,又具有一定的营养价值,能为企业带来很好的经济效益和社会效益。

味道这么好的黄精产品是怎样生产出来的呢?在公司负责人的带领下,我们来到生产车间参观,厂房窗明几净,隔着全封闭式的玻璃看不见一丝尘埃。一排制面机整齐地排列着,旁边隔离厂房里,一行行两米长的黄精面垂直地挂在面架上,全封闭自然真空晾干。透过明亮的玻璃,我们看到白中带黄的面条,丝丝如麻,长长的面丝如垂柳依依、婀娜多姿,又似泸山瀑布,飘逸秀气。听完公司负责人对黄精面制作工艺的介绍,才知道工艺的复杂精细之处。首先他们将黄精九蒸九晒，最终制成黄精粉；再将普通的精面粉加入，混入适量纯净水和优质牛奶，仿手工机械慢慢和面15分钟；最终导出初条，成形。成形后还需经过两次搓条：第一次搓条至不沾手，第二次搓条至光滑如玉、色泽淡黄。随后开始醒面，经垂吊式醒面15分钟以上；最后，以手工辅导形式抻面至50厘米长，进而抖面等，一气呵成。此时的面条像一条条柔软的玉带，又似一根根笔直的银丝，细滑圆润，皮嫩如水，黄白发亮。更为惊奇的是，细如发丝的面条竟然是空心的，我们用手机将面条的切面拍下，放大若干倍。哇！真是太神奇了，面条的切面呈现出密密麻麻的针眼状，如浩瀚的夜空布满的星星。

此"面"只应天上有，人间哪得几回闻？是的，中益黄精中添加的黄精主要是入选《中国药典》"三大黄精"之一的高山生态多花黄精。其萃取提炼需经淘洗、风干、黄酒闷润、九蒸九晒、精磨成粉等传统工艺，在去除鲜黄精辛辣刺激味的同时，最大限度地保留了黄精的功效，最终经过16道工序、30余项操作流程生产出独具特色的黄精系列产品，这些产品得到国内外消费者的青睐。目前，重庆华溪村黄精面业有限公司已成功与新加坡、马来西亚、越南、韩国等11个国家和我国香港地区对接签约，未来将拓展更多的海外市场。

唐代诗人李颀在《寄焦炼师》中这样写道："白鹤翠微里，黄精幽涧滨。"在返回的路上，我一直在想，中益黄精空心面条能够走出国门，畅销世界，必然有其独到之处；而那一排排摆放整齐、包装精美的黄精面，那一辆辆繁忙的快递货车，又让我仿佛看到了一幅乡村振兴的美丽画卷！

十、中益黄精印象

我们乘坐的小车穿过长长的方斗山隧道，就到了石柱界。石柱是小有名气的康养之城。距离石柱城40公里的中益，更是因为有黄精、蜂蜜等特色产业，成为著名的康养乡镇之一。

中益场位于龙河上游岸边，这里既有许多野生黄精，也有农民规模种植的黄精。随着乡村振兴战略的深入实施，这些长得其貌不扬、扎根地下的黄精已经成为中益人的致富依靠。

近年来，敢为人先的中益人，汇聚四方人才，用高科技手段，用让他们富起来的黄精，研制出了科技感爆棚、环保感十足、身心皆疗、全球仅有的"黄精宴"。

具有前瞻眼光的重庆市巴府唐门有限公司在中益乡建起了集黄精种植、加工、销售、科研于一体的重庆华溪村黄精面业有限公司。这家公司目前已经研制出了匠心独具的空心黄精面、黄精桃片、黄精怪味胡豆等特色产品。其还将投入资金研制黄精果面、羊肚菌黄精面、即食黄精方便面、开袋即食黄精干脆面、鲜黄精面皮等产品。

同时，带着中益华溪村在致富路上奔跑的领头人王祥生，自己承包了几十亩地，在科技的加持下，精心培育了上百万株的黄精种苗。如果这些种苗能培育成功，那么黄精的种植周期将会极大地缩短，黄精的经济价值也会有效提升。他说，他不仅要让中益的父老乡亲靠种植药食两用的黄精富起来，还要让整个石柱和石柱外的人依托黄精种植富裕起来。

徜徉在中益的土地上，我看到了中益人利用黄精种植基地，开辟出了农耕文化研学基地，让无数祖国的花朵在黄精基地中，读懂土地的价值、黄精的价值、科技的价值；看黄精如何在贫瘠的土地上生长、开花、结果;看黄精怎样被制作成让人眼花缭乱的桌上美味佳肴、令人垂涎的手中休闲零食和疗效显著的保健品。

据乡志记载,中益乡得名于19世纪30年代,当时中坝场和三益场合建一个总保,取两地地名中的一字,遂为中益,后改为乡。我想,中益的名字除了乡志记载的说法,也许也与黄精的功效之一"补中益气"有关吧。

十一、中益人对黄精的讴歌

黄精

（作者：周伟）

崇山峻岭金溪流,云雾缭绕黄壤地。

跋山涉水采灵药,俯身躬耕细移栽。

深研细察前景阔,迁思回虑定发展。

乐将土地流转来,齐动镃錤沃土飞。

现今埋根节节肥,村民把酒笑开颜。

自洗黄精九曝蒸,精深加工横空出。

多方共推出国门,持而不懈话未来。

黄精颂

（作者：高红婷）

四月里的那一天,

总书记来到咱家乡,

中益大地暖洋洋。

金溪里的这片地,

吹来了一阵改革风，

黄精幼苗绿油油。

黄精，你是精准产业的代表，

黄精，你承载着致富的期望。

你那嫩绿的身姿，孕育着希望的种子，

你那肥美的块茎，暗藏着无限的生机。

黄精，你是中益产业的支柱，

黄精，你托起了振兴的梦想。

你那丰厚的硕果，让村民腰包鼓起来，

你那衍生的产品，迈出国门走向世界。

曾经，你是充饥的"仙人粮"，

如今，你是发家的"致富宝"。

中益与你有缘，

源于你补益气，

补出了中益新的精气神！

黄精颂

（作者：张杰）

春雨丝丝闻花香，新芽条条争舒展。

培根植干谱新章，汲取精华万户康。

中益黄精

山情

（作者：王青平）

因曾常荒年，田家欠食粮。
探得黄精出，岁岁复昌隆。

大山里的太阳

（作者：贺剑飞）

你生在茂密的山林

浓枝密叶

遮不住你对阳光的渴望

你是百草中的王者

你长在肥沃的田野

百花齐放

掩盖不了你那无限的生机

你是村里的宝贝

你躺在温暖的手心

殷殷嘱托

孕育了千万个新的种子

你是我们的希望

你走进农家小院

酸甜苦辣

散发出特有的清香

你是中益的味道

你走进车间工坊

千姿百态
迈出祖国的大门
你是致富的翅膀
你用绿色和金黄
补中益气
为我们的明天
托起振兴的太阳

中
益
黄
精

伍 | 第五章
中益黄精研究与
产品开发

ZHONGYI HUANGJING YANJIU YU
CHANPIN KAIFA

第一节 中益黄精活性成分研究

石柱地处长江上游南岸、三峡库区腹心，介于东经107°59′—108°34′、北纬29°39′—30°33′之间。中益乡处于石柱中部，位于神奇的北纬30°线上，非常适合黄精生长；中益乡地处巫山、大娄山峡谷褶皱带地带，海拔1000m左右，自古就是黄精的优良生长地（《名医别录》等中医药古籍记载黄精"生山谷"），盛产黄精（《石柱年鉴》等）；中益乡植被茂盛，森林覆盖率80%，生态条件良好，土壤腐殖质含量高，气候适宜，尤其适合黄精的生长，每年农户采收的野生黄精可达几十吨到几百吨（《石柱年鉴》等）。

罗长琴（2021）系统研究了渝东部地区野生黄精品质，黄精样本采自奉节、万州、梁平、石柱、巫山等地区。黄精粗多糖含量见表5-1、黄精氨基酸含量见表5-2。

表5-1 渝东部地区黄精粗多糖含量

采样	粗多糖含量/(g/100 g)	多糖含量范围/(g/100 g)
奉节	8.97±3.30	3.52—17.90
万州	15.49±5.23	8.12—22.15
梁平	15.18±0.73	6.74—24.07
石柱	17.19±2.20	14.35—18.99
巫山	12.71±3.75	9.56—18.08
人工种植	10.50±1.76	7.89—12.10

从表5-1可以看出，石柱黄精粗多糖含量达到17.19 g/100 g（未涉及上下限问题，后同），比《中国药典》（2020版）要求的黄精多糖含量（≥7.0%）高得多，而且在石柱不同地点采集的黄精多糖含量变化不

大,表明石柱全境范围内均适合黄精的生长。与渝东部其他地区(奉节、万州、梁平和巫山)黄精相比,石柱黄精粗多糖含量最高,更是明显高于人工种植黄精。多糖是黄精的主要活性成分(Cui,et al.,2018),也是国家药典黄精质量控制指标之一,表5-1的结果表明,石柱黄精粗多糖不仅含量高且质量稳定,石柱地区非常适合黄精的生长。

表5-2 渝东部地区黄精氨基酸含量

采样	必需氨基酸/ (g/100 g)	非必需氨基酸/ (g/100 g)	总氨基酸/ (g/100 g)
奉节	2.068 ± 1.507	5.040 ± 4.426	6.447 ± 4.498
万州	1.925 ± 0.477	5.446 ± 1.171	7.392 ± 1.617
梁平	1.833 ± 0.169	4.663 ± 1.796	5.870 ± 0.670
石柱	2.632 ± 0.272	6.322 ± 1.264	7.051 ± 10.858
巫山	2.212 ± 0.849	5.121 ± 3.359	8.697 ± 5.099
人工种植	2.147 ± 1.076	5.563 ± 0.994	8.435 ± 1.988

氨基酸是重要的营养物质,尤其是必需氨基酸,人体不能合成,只能从外界摄取,因此必需氨基酸含量越高,营养价值越大。从表5-2可以看出,石柱黄精必需氨基酸含量最高,表明石柱黄精营养价值极高。

所有的野生黄精均未发现农药残留(甲胺磷、久效磷、治螟磷、甲拌磷、六六六混标、克百威、甲基对硫磷、甲拌磷亚砜、对硫磷、艾氏剂、甲拌磷砜、三氯杀螨醇、水胺硫磷、氟虫腈、甲基异柳磷、硫环磷、环氧七氯、o,p'-DDE、p,p'-DDE、o,p'-DDD、狄氏剂、p,p'-DDD、o,p'-DDT、p,p'-DDT、蝇毒磷等几十种农药)(罗长琴,2021)。可见,食用野生黄精安全性高。

采集中益乡华溪村的野生黄精和人工种植的黄精,检测其多糖和皂苷含量,结果见表5-3。

表5-3 中益黄精有效成分含量

样本	多糖含量/%	皂苷含量/‰
野生黄精(1年生根茎)	14.85 ± 3.25	1.15 ± 0.52
野生黄精(3年生根茎)	17.52 ± 3.15	1.45 ± 0.71
人工种植黄精(1年生根茎)	11.22 ± 1.86	0.98 ± 0.31
人工种植黄精(3年生根茎)	15.31 ± 2.12	1.23 ± 0.65

从表5-3可以看出,中益野生黄精(3年生根茎)多糖含量与石柱整个地区黄精的多糖含量类似,均为17%左右。中益黄精相比很多药用植物而言皂苷含量也非常高。皂苷药理活性丰富,尤其对心脑血管具有极好的保护作用,也是黄精的重要功效成分之一(张娇等,2019)。总体而言,中益黄精是药效价值极高的药材,开发潜力巨大。

从表5-3还可发现,同一个地区的黄精,野生黄精的品质优于人工种植的,种植年限长的品质优于种植年限短的。

第二节　中益黄精预防老年痴呆研究

研究者以中益黄精为主要原料,开发了增强智力和预防老年痴呆的产品,以C57小鼠为实验动物,系统研究了中益黄精预防和治疗老年痴呆的疗效(马萍,2022)。方法:腹腔注射D-半乳糖(150 mg/kg)造模1周后,开始给黄精全粉(2.2 g/kg),同时注射半乳糖,实验进行3个月;实验以临床治疗老年痴呆的一线阳性药物(多奈哌齐)为对照;3个月以后,对实验动物进行行为学实验,并观察大脑病理切片等(马萍,2022)。

一、新物体识别实验

新物体识别实验结果见表5-4。

表5-4 不同辨别时期小鼠辨别指数

动物分组	n	第四周辨别指数	第十周辨别指数
空白组	10	0.819 ± 0.106	0.808 ± 0.144
模型组	10	0.786 ± 0.161	0.573 ± 0.158
多奈哌齐组	10	0.888 ± 0.133	0.787 ± 0.145
中益黄精1号组	10	0.915 ± 0.100	0.892 ± 0.143

注：与空白组比较，#$P < 0.05$，##$P < 0.01$；与模型组比较，*$P < 0.05$，**$P < 0.01$

C57小鼠为黑色，因此采用白色矿场方盒，如图5-1所示。从表5-4可以看出：造模以后，实验小鼠新物体识别能力下降，口服药物以后，新物体识别能力增强。尽管增强的幅度未达显著水平（$P \geqslant 0.05$），但是中益黄精1号提升的幅度高于阳性药物（多奈哌齐），表明中益黄精1号提升实验小鼠对新物体的识别能力优于多奈哌齐。

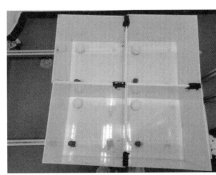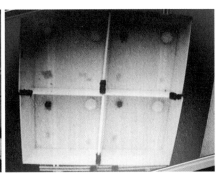

图5-1 新物体识别矿场方盒

二、空间探索实验

空间探索的实验结果见表5-5、图5-2和图5-3。

表5-5 空间探索实验小鼠60 s内潜伏期上台次数　　单位:次

动物分组	D1	D2	D3	D4
空白组	4.20±0.75	5.00±0.89	5.00±0.63	6.00±1.33
模型组	3.125±0.930#	3.50±1.83#	3.286±1.380#	2.142±1.120##
多奈哌齐组	4.60±1.91*	4.40±1.11*	4.00±2.28*	5.40±1.43**
中益黄精1号组	5.125±1.620*	5.875±1.450**	6.125±1.960**	8.00±1.94**

注:与空白组比较,#$P<0.05$,##$P<0.01$;与模型组比较,*$P<0.05$, **$P<0.01$;D代表给药天数

从表5-5可以看出:造模以后,实验动物空间探索能力显著下降;给药以后,实验动物的空间探索能力显著增强,多奈哌齐能够显著提升实验动物空间探索能力,中益黄精1号提升实验小鼠空间探索能力的功效极强,达到极显著水平;中益黄精1号提升实验动物空间探索能力的效果显著优于多奈哌齐。

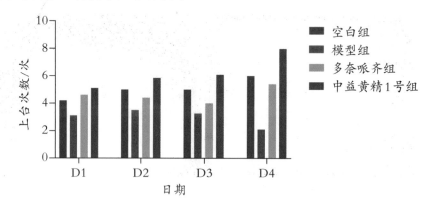

图5-2 空间探索实验小鼠60 s内潜伏期上台次数

空白组　　　　模型组　　　　多奈哌齐组　　　中益黄精1号组

图5-3　小鼠空间探索轨迹图

三、对位探索实验

对位探索实验结果见表5-6、图5-4和图5-5。

表5-6　对位探索实验小鼠60 s内潜伏期上台次数　　单位：次

动物分组	D6	D7	D8
空白组	3.60 ± 1.36	4.80 ± 2.04	4.20 ± 1.17
模型组	3.14 ± 0.99	2.28 ± 1.03#	2.86 ± 0.64#
多奈哌齐组	4.80 ± 0.98	4.70 ± 2.10*	3.90 ± 0.83
中益黄精1号组	6.375 ± 1.730*	6.375 ± 1.410*	8.500 ± 1.940**

注：与空白组比较，#$P < 0.05$，##$P < 0.01$；与模型组比较，*$P < 0.05$，**$P < 0.01$；D代表给药天数

从表5-6可以看出：造模以后，实验动物对位探索能力显著下降；给药以后，实验动物的对位探索能力显著增强，多奈哌齐能够显著提升实验动物对位探索能力，中益黄精1号提升实验动物对位探索能力的效果更为明显，能达到极显著水平；中益黄精1号增强实验动物对位探索能力的效果显著优于多奈哌齐。

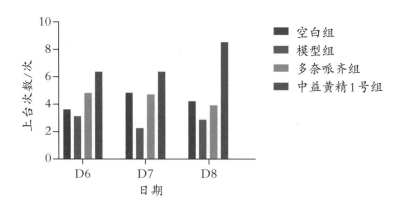

图5-4 对位探索实验小鼠60 s内潜伏期上台次数

空白组　　　　　模型组　　　　　多奈哌齐组　　　　中益黄精1号组

图5-5 小鼠对位探索轨迹图

四、水迷宫实验

水迷宫实验结果见表5-7。从表5-7可以看出：造模以后，实验动物穿越目标象限次数和在目标象限停留时间显著减少；给药以后，实验动物穿越目标象限次数和在目标象限停留时间显著增加；与多奈哌齐相比，中益黄精1号的作用更明显。

表5-7 水迷宫实验结果

实验分组	n	穿越目标象限次数/次	在目标象限停留时间/s
空白组	10	$6.00 \pm 1.33^*$	$21.740 \pm 5.102^*$
模型组	10	$2.14 \pm 1.12^\#$	$15.300 \pm 7.720^\#$
多奈哌齐组	10	$5.40 \pm 1.43^*$	22.389 ± 10.538
中益黄精1号组	10	$8.00 \pm 1.94^*$	$25.350 \pm 5.884^*$

注：与空白组比较，$^\#P < 0.05$；与模型组比较，$^*P < 0.05$

五、跳台实验

跳台实验结果见表5-8。从表5-8可以看出：造模以后，实验动物在跳台上的停留时间减少非常明显和错误次数显著增加；给药以后，实验动物在跳台上的停留时间增加非常明显，错误次数显著下降；中益黄精1号增加实验动物在跳台上的时间极为显著和减少错误次数极为明显，与多奈哌齐相比，均达到了显著水平。

表5-8 小鼠跳台实验结果

实验分组	n	台上时间/s	错误次数/次
空白组	10	292.53 ± 4.80**	2.20 ± 0.45*
模型组	10	273.50 ± 11.42##	2.83 ± 1.33#
多奈哌齐组	10	291.38 ± 4.05**	2.00 ± 0.71
中益黄精1号组	10	293.87 ± 4.34***	1.50 ± 0.55*

注：与空白组比较，#$P < 0.05$，##$P < 0.01$；与模型组比较，*$P < 0.05$，**$P < 0.01$，***$P < 0.001$

综合各种行为学指标来看，中益黄精1号增强实验小鼠学习记忆力和预防老年痴呆的效果优于多奈哌齐。

六、实验动物外观实验结果

实验选用的是C57小鼠，该小鼠的皮毛为黑色。造模以后（老年模型），小鼠的皮毛出现灰白色，类似于老年人"头发花白"。口服中益黄精1号1个月以后，给药组毛发开始变黑。模型小鼠口服中益黄精1号2个月以后的皮毛变化见图5-6。从图中可以看出，模型组皮毛"花白"，中益黄精1号组实验动物皮毛"又黑又亮"。结果表明中益黄精1号具有很好的预防实验小鼠皮毛"花白"的作用。可见，中益黄精具有很好的美容与预防衰老作用。

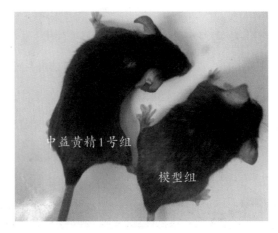

图5-6 小鼠毛色变化

七、实验动物海马区病理切片实验结果

现代生理学解剖已经明确，人的大脑活动主要受到大脑细胞的控制；人类和动物的智力进化与大脑的"质量"直接关联，大脑细胞越多（大脑越重），智力越发达。现代生理学家已经对大脑的分区进行了系统研究：阿尔茨海默病最早受累部位是海马区；人类（包括动物）的学习记忆能力，主要受大脑的DG区、CA1区、CA2区等控制。研究人员在实验结束以后，对小鼠大脑的DG区、CA1区、CA2区进行细胞切片和染色，有关结果见图5-7。

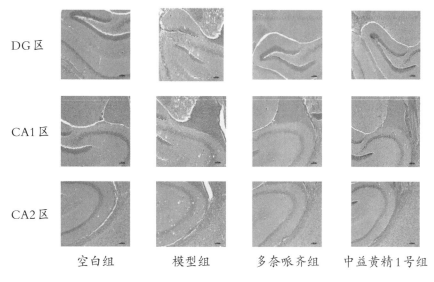

DG区　　CA1区　　CA2区

空白组　　模型组　　多奈哌齐组　　中益黄精1号组

图5-7 小鼠海马区病理切片结果

　　从图5-7可以看出,与空白组(正常组)相比,模型组小鼠海马区的DG区出现大量的"空泡",脑细胞的数量明显减少;CA1区也出现大量的空泡;CA2区也出现空泡,但是没有DG区和CA1区的"空泡"多。给药(无论是多奈哌齐还是中益黄精1号)以后,DG区、CA1区和CA2区的空泡大幅度减少,表明大脑细胞数量明显增加;尤其是口服中益黄精1号以后,空泡减少的幅度更明显,甚至完全恢复到造模前的水平,表明中益黄精1号可以显著增加"老年"小鼠的大脑细胞数量。这是中益黄精能增强记忆力和预防老年痴呆的主要原因。

第三节　中益黄精炮制与加工

　　黄精本身具有"麻味",刺激咽喉,如果处理不好,不仅口感差,而且具有一定的副作用。《雷公炮炙论》第一次强调黄精要"久蒸"(从巳时蒸到子时);《食疗本草》第一次提出了黄精的九蒸九晒炮制方法;此外,黄精炮制还有黑豆制、熟地制、蜂蜜制、姜制等(张洁等,2005)。

现代,研究人员对黄精的炮制进行了大量的研究,但是更多地限于研究蒸制时间、辅料和"外观"等的变化。以多糖含量、多糖分子质量和皂苷含量为依据,研究炮制工艺的不多。马萍(2022)系统研究了黄精炮制、外观颜色、皂苷含量、多糖含量等的变化。

一、黄精炮制外观颜色的变化

黄精经炮制(蒸制)后颜色变化依次为沙黄色→米灰色→浅棕色→棕色→土棕褐色→深棕色→灰褐色→黑褐色→亮黑色(见图5-8)。

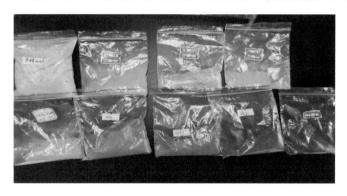

图5-8 不同蒸制时间黄精颜色变化

二、黄精炮制多糖含量的变化

大量的文献研究和实验均表明,黄精多糖在炮制的过程中,多糖的含量和分子质量均会发生显著的变化。图5-9和图5-10为中益黄精在高温蒸汽下,随着蒸制时间的变化多糖含量和分子质量的变化。从图中可以看出,随着蒸制时间的增加,黄精多糖含量有减少的趋势;最大的变化是黄精多糖分子质量的变化,将由蒸制前的2 622 Da下降到348 Da,尤其是在蒸制的前30个小时,分子质量下降的幅度较大

（马萍，2022）。马佳丽等（2020）的研究也发现了类似的结果。这些结果表明黄精在炮制的过程中，多糖分子逐渐断链为单糖分子或低聚糖，更有利于人体消化吸收。

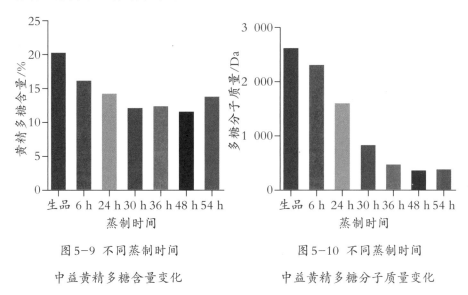

图 5-9　不同蒸制时间
中益黄精多糖含量变化

图 5-10　不同蒸制时间
中益黄精多糖分子质量变化

三、黄精炮制皂苷含量的变化

图 5-11 为中益黄精蒸制过程中薯蓣皂苷含量的变化。从图中可以看到，随着蒸制时间的延长，中益黄精薯蓣皂苷含量逐步增加；在蒸制 48 个小时以后，皂苷含量增加的趋势减缓，皂苷类成分含量最高可以增加 8 倍（马萍，2022）。杨圣贤等

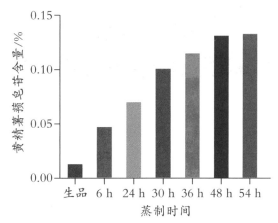

图 5-11　不同蒸制时间薯蓣皂苷含量的变化
（马萍，2022）

（2015）也发现黄精中的皂苷含量随炮制时间的增长而增加。

黄精在炮制过程中，多糖分子断链变为更容易吸收的单糖分子或低聚糖，以及皂苷含量的增加等变化，增强了黄精的功效，可能是黄精炮制以后疗效更优、口感更好的主要原因。

第四节　中益黄精产品开发

石柱土家族自治县中益旅游开发有限公司和石柱土家族自治县益起奔跑文化传播有限公司与重庆观妙生物科技有限公司，联合成立了重庆华溪黄精生物科技有限公司，以中益黄精为原料，在系统研究其炮制工艺和核心功效的基础上开发了一系列黄精产品。中益乡黄精产业化开发合作签约仪式见图5-12。黄精壹号院见图5-13，是展示中益黄精文化和产品，体验中益黄精美食和康养的场所。

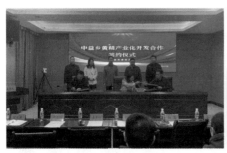 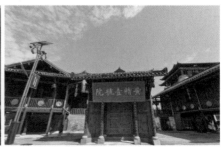

图5-12 中益乡黄精产业化　　　　　图5-13 黄精壹号院
　　　开发合作签约仪式

一、中益黄精茶

重庆华溪黄精生物科技有限公司，依托西南大学药学院黄精研发团队的研究成果，开发了黄精茶（见图5-14）。黄精茶具有补气养阴、健脾、润肺、益肾的功效。可用于缓解脾胃气虚、体倦乏力、口干食少、肺虚燥咳、精血不足、腰膝酸软、须发早白、内热消渴等症状。此产品为中老年人群优质休闲饮品。

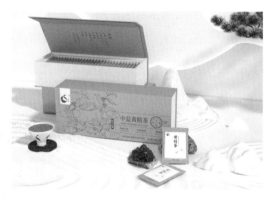

图 5-14 中益黄精茶

二、中益黄精果脯

依托西南大学药学院黄精研发团队的研究成果,重庆华溪黄精生物科技有限公司在传统的九蒸九晒工艺的基础上,进行加工工艺现代化改造和升级,开发了黄精果脯系列产品(见图5-15)。黄精果脯与黄精茶的功效基本相同。此产品为各种人群优质的休闲方便食品。

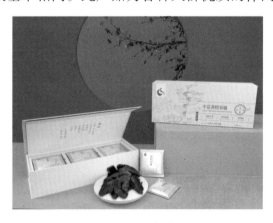

图 5-15 中益黄精果脯

三、中益黄精颗粒

依托西南大学药学院黄精研发团队的研究成果,重庆华溪黄精生物科技有限公司开发了黄精颗粒(即中益黄精固体饮料,见图5-16),其以创新的九蒸九晒工艺加工的制黄精为原料,通过现代制剂工艺(提取和制粒等)加工而成。此产品为各种人群尤其是中老年人群优质的固体饮料。

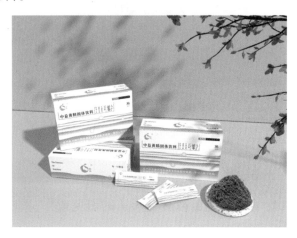

图5-16 中益黄精固体饮料

四、中益黄精当归精华液

依托西南大学药学院黄精研发团队的研究成果,重庆华溪黄精生物科技有限公司开发的黄精当归精华液(即中益黄精口服液,见图5-17),以九蒸九晒制黄精和炮制当归等为原料,通过现代制剂工艺(提取和精制等)加工而成。黄精当归精华液具有补气养阴、健脾、润肺、益肾,以及补血活血、调经止痛、润肠通便等功效,对于增强记忆力、预防老年痴呆、抗衰老、降糖、降血脂、增加骨密度等,效果明显。此产品为各种人群尤其是中老年人群优质的健康饮品。

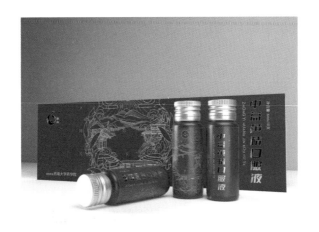

图 5-17 中益黄精口服液

五、中益黄精丸剂

依托西南大学药学院黄精研发团队的研究成果,重庆华溪黄精生物科技有限公司开发的黄精丸剂(见图 5-18),以创新的九蒸九晒工艺加工的制黄精和黑芝麻等为原料,通过现代制剂工艺(提取和精制等)加工而成。黄精丸剂具有补气养阴、健脾、润肺、益肾等功效,具有很强的抗衰老和防治白发等作用。此产品为中老年人尤其是女性中老年人抗衰老和美容的优质保健品。

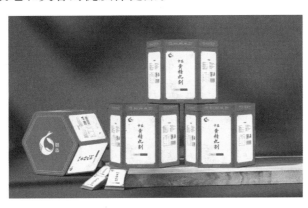

图 5-18 中益黄精丸剂

六、中益黄精美食品鉴

重庆华溪村黄精面业有限公司以中益黄精为原料,开发了黄精挂面(见图5-19)和黄精桃片等系列产品,未来还将开发黄精炖鸡等系列美食。

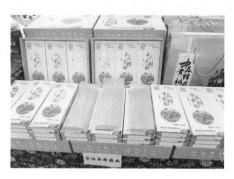

图5-19 中益黄精面

七、中益黄精蜜片

精选5年以上的高山生态中益黄精,依托重庆市蜂产业技术体系创新团队研发力量,创新搭配,将高山生态百蜂蜜与中益黄精结合,开发出原味、柠檬、石榴、薄荷等不同风味的黄精蜜片(见图5-20)。黄精蜜片具有补中益气、润肺益肾的功效。片片精华,营养滋补。

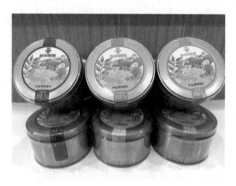

图5-20 中益黄精蜜片

陆 | 第六章
中益黄精产业化
开发与乡村振兴

ZHONGYI HUANGJING CHANYEHUA
KAIFA YU XIANGCUN ZHENXING

黄精具有补气养阴、健脾、润肺、益肾之功效,适合体质差和免疫力低下的中老年人群。以黄精为原料的中成药总计有205个,以"补肾"和"健脑"居多(详见附件一)。以黄精为原料的保健食品总计有80个,主要有"辅助降血糖""缓解体力疲劳""增强免疫力""对化学性肝损伤有辅助保护作用""辅助改善记忆""增加骨密度"等功效(详见附件二)。以黄精为原料开发的产品非常丰富,主要分为"茶(饮品)""含片(糖果)""糕点""饮片""奶""酒""膏""胶囊"等,形态各异。

第一节　中医药理论对大健康产品开发的指导价值

中医药理论自成体系,是世界上最完整和古老的人体医学保健理论体系。

中医学在五脏配五行的基础上,以比类的方法,根据脏腑组织的性能特点,将人体的组织结构分属于五行,以五脏(肝、心、脾、肺、肾)为中心,与六腑(实为五腑:胆、小肠、胃、大肠、膀胱)相配合,联系五脏支配的五体(筋、脉、肉、皮、骨)所主的五官(目、舌、口、鼻、耳),以及外荣于体表的特定组织,即五华(爪、面、唇、毛、发)等,形成了脏腑结构系统,从而奠定了藏象学说的理论基础。

五行学说运用五行归类的理论,将五脏、六腑、五体、五官和药物的五色、五味归属于五行。根据"同气相求"的理论原则,认为同一行(类)的具有某种色、味的药物,常常与同一行(类)的脏腑组织存在着某种"亲和"(即"归走"或"所入")关系,并能调整该类脏腑组织机能失调的状态。具体言之,色青、味酸的药物属木,归走并作用于肝系统,如白芍、山茱萸味酸滋养肝血;色赤、味苦的药物属火,归走并作用于心系统,如朱砂色赤入心安神;色黄、味甘的药物属土,归走并作用于脾胃系统,如黄芪、白术味甘,入脾补气;色白、味辛的药物属金,归走并作用于肺系统,如石膏入肺以清肺泄热;色黑、味咸的药物,归走并作用于肾系统,如玄参、生地色黑味咸入肾以滋养肾阴等。

一、脑与五脏

脑居颅内与脊髓相通,由髓汇集而成,故《黄帝内经·素问·五藏生成》说:"诸髓者皆属于脑。"《黄帝内经·灵枢·海论》也说:"脑为髓之海。"

脑具有主宰生命活动、主管精神思维和主持感觉运动的功能。

(1)主宰生命活动。脑系生命活动的中枢,统领人体的一切生命活动,诸如心搏、呼吸、吞咽、排泄二便等生理活动,均由脑所主宰和调节。

(2)主管精神思维。《黄帝内经·素问·脉要精微论》说:"头者,精明之府。"精髓充盛,脑海充盈,则精神饱满、意识清楚、思维敏捷、记忆力强、情志调和、寐寤正常。若精髓亏虚,脑海不足,可见精神萎靡、意识模糊、思维迟钝、健忘呆滞、情志异常、失眠多梦等病症;若痰火上扰于脑,可见精神错乱、意识昏愦或狂躁、骂詈等症。

(3)主持感觉运动。自《黄帝内经》出现以来,中医学即将视觉、听觉等感觉功能归属于脑,如《黄帝内经·灵枢·海论》中说"髓海不足,则脑转耳鸣,胫酸眩冒,目无所见,懈怠安卧"。脑主管感觉及肢体运动的功能失常,则有视物不明、听觉失聪、嗅觉不灵、感觉呆滞、步履维艰、语言謇涩、运动障碍等病症。

（4）人体精神情志和意识思维活动属于大脑的功能。脏腑学说又将人的精神活动概括为两类：一是精神活动，包括神、魄、魂、意、志，分别由五脏所主，"心藏神，肺藏魄，肝藏魂，脾藏意，肾藏志"（《黄帝内经·素问·宣明五气》）。这里的神，是指意识思维活动；魄，是指动作、感觉；魂，是指梦寐变幻；意，是指意念、想法；志，是指志向、记忆等。二是情感活动，包括喜、怒、忧、思、悲、恐、惊，多为表现于外的情感反应，也分属于五脏，即心在志为喜、肝在志为怒、脾在志为思、肺在志为悲、肾在志为恐。总之，脑的生理、病理总统于心而分属于五脏，其中与心、肝、肾三脏的关系尤为密切，因此大脑的病变多从五脏论治。

二、肾的主要生理作用

肾的主要功能是主管生长发育与生殖，主管一身阴阳，主管水液代谢，主管纳气。肾的功能是肾精、肾气、肾阴、肾阳共同作用的结果。

（1）主藏精：肾具有封藏精气的功能。肾精包括"先天之精"和"后天之精"。先天之精禀受于父母，与生俱来，是构成人体胚胎的原始物质，具有繁衍后代的功能，此即《黄帝内经·灵枢·本神》所谓"生之来，谓之精"之意。后天之精是指人体出生后，由脾胃从饮食物中摄取的营养成分和脏腑代谢化生的精微物质，具有培补先天之精和促进人体生长发育的功能。如《黄帝内经·素问·上古天真论》说，肾"受五脏六腑之精而藏之"。先天之精和后天之精关系密切，二者相互依存，相互促进。肾中所藏之精的生理效应有：

①主管生长发育：肾具有主管生长发育与生殖的功能。机体的齿、骨、发的生长状态是反映肾中精气的外候，是判断机体生长发育状况和衰老程度的客观标志。若肾中精气亏虚，必然影响人体的生长发

育。小儿则表现为生长发育不良,可见身材矮小,或五迟(立、行、齿、发、语迟)、五软(头项、口、手、足、肌肉软),或头发稀疏、智力低下、动作缓慢;成人则表现为未老先衰,可见形体衰老、智力减退、牙齿松动易落、须发早白易脱、腰膝酸软、精神萎靡或健忘恍惚、耳鸣耳聋、足痿无力、反应迟钝等。肾主管生长发育的理论,对养生保健具有重要意义,保养肾中精气,是中医学防止早衰、延年益寿的核心内容。

②主管生殖繁衍:肾中精气通过化生天癸(一种维持和促进生殖机能的精微物质)而对生殖功能发挥着决定性的作用,若肾中精气亏虚,天癸化生减少,青少年则见生殖器官发育不良、性成熟迟缓;中年人则会导致生殖机能减退,表现为男性精少不育和女性不孕或小产滑胎等病症。因此中医在治疗生殖障碍性疾病时,往往从补肾着手。

③推动和调节脏腑气化:脏腑气化是指脏腑之气的升降出入运动所产生的各种变化。

(2)主水液:所谓肾主管水液代谢,是指肾中阳气具有主持和调节人体水液代谢平衡的功能,又称为"肾主水液"。若肾阳不足,则气化、推动和固摄作用失常,引起水液代谢障碍,一方面可造成水液停聚,出现痰饮、水肿等病症;另一方面可致膀胱开合失度,出现小便清长,或遗尿、尿失禁或小便余沥,或出现尿少、尿闭、水肿等病症。

(3)主纳气:气,指肺吸的自然界清气。所谓肾主管纳气,是指肾具有摄纳肺所吸入的清气以防止呼吸表浅,协助肺完成呼吸的功能。若肾中精气不足,摄纳无力,则肺气上浮而不能下行。吸入清气不得归藏于肾,就会出现久病咳喘、吸气困难、呼多吸少、动辄喘息益甚等肾不纳气的病症。

三、中医药理论指导黄精大健康产品开发

从中医药理论对人类大脑和肾脏等关系的系统描述可以看到:老年人由于年龄的增长,肾精、肾气、肾阴、肾阳等均会不足,并由此引发"记忆力下降"("肾藏志")、"头发花白"(肾精不足则血液供养不足,"发为血之余")、"骨质疏松"("肾在体为骨",肾精不足骨髓不足)、"牙齿脱落"("齿为骨之余")、"听力下降"("肾开窍于耳及二阴")等各种老年病。因此,滋补肾精可以缓解各种老年性疾病症状,延缓衰老。

几千年的中医药临床实践证明,黄精具有补气养阴、健脾、润肺、益肾等功能,是补肾和延年益寿的优良中药材,具有增加大脑细胞数量、提升学习记忆能力、增强认知功能等作用,是开发预防和治疗 AD 药品的优质天然原料。其含有大量黄精多糖,提取液本身散发出浓郁香甜味,适合大众特别是老人和小孩食用,有很大的市场开发潜力。

第二节　中益黄精产业发展的时代机遇

一、党和国家领导人以及各级政府对中益黄精产业发展的支持

2019年4月15日,习近平总书记在石柱土家族自治县中益乡华溪村调研,在详细了解了黄精的生长习性、市场情况以及与老百姓的利益联结机制后,对当地选准黄精产业表示肯定,并嘱咐要把这个产业发展好。

从2019年以来,重庆市委市政府和石柱土家族自治县县委县政府对中益黄精产业的发展给予了高度重视和大力支持:2021年重庆市农

业农村委员会发布了《重庆市农业农村委员会关于印发重庆市农业经济作物发展"十四五"规划(2021—2025年)的通知》(渝农发〔2021〕135号),确定打造"渝十味"道地药材品牌和产业带,包括"重点建设都市丘陵区现代道地药材产业带、三峡库区绿色道地药材产业带和武陵山区大品种道地药材产业带"。武陵山区大品种道地药材产业带以石柱、秀山、酉阳等区县为主,主要发展山银花(灰毡毛忍冬)、黄连、青蒿、佛手、黄精等道地药材。该规划为中益黄精产业的发展提供了契机和强大的推动力。

二、国家林业和草原局支持中药材产业发展的政策

2021年,国家林业和草原局发布了《国家林业和草原局关于印发林草中药材生态种植、野生抚育、仿野生栽培3个通则的通知》(林改发〔2021〕59号)(见图6-1),大力鼓励中药材的"野生抚育"和"仿野生栽培"。

中益乡地处巫山和大娄山之间的"山谷"褶皱地带,海拔1 000 m左右,森林覆盖率超过83%,非常适合黄精的生长,尤其是黄精的"野生抚育"和"仿野生栽培"。中益一带野生黄精资源丰富,每年出产野生黄精几百吨。依托这种优良的生态优势,为响应"绿水青山就是金山银山"的号召,中益发展以黄精为主的林下"野生抚育"和"仿野生栽培"生产模式,将生态效益和经济效益结合起来,大有可为。

图6-1《国家林业和草原局关于印发林草中药材生态种植、
野生抚育、仿野生栽培3个通则的通知》发布界面

三、老龄化社会给黄精产业带来的时代机遇

2021年5月11日，国务院新闻办公室就第七次全国人口普查主要数据结果举行新闻发布会。普查显示，中国60岁及以上人口已经超过2.64亿人。有报告预计到2030年，我国60岁及以上人口将达到3.71亿人。这标志着中国已经进入老龄化社会。

随着世界各国尤其是发达国家人口老龄化，阿尔茨海默病（AD）已经成为一个世界公认的医疗难题（付合明等，2016）。老年人面临的最常见的疾病之一就是AD。该病主要发生于中枢系统，属于中枢神经系统退行性疾病，早期以近事记忆差为主，伴情绪焦虑、低落，病情逐渐加重，严重时生活不能自理，言语能力、记忆功能、行为动作能力等全面受损。其对老年人的影响是显而易见的。发生于65岁之前为早发型，俗称"老年前期痴呆"或"早老性痴呆"，病情进展较快；发生于65岁以后为晚发型，俗称"老年性痴呆"。该病主要临床表现为患者记忆力、定向力及抽象思维的障碍，并可同时出现社会活动能力的进行性减退（张琳琳等，2017）。目前，阿尔茨海默病是我们面临的最大的全球公共卫生挑战之一，全世界已经有数千万患者，根据官方的预计2030年数量将会翻一番。

流行病学调查数据显示,AD患病率随着年龄增长呈显著增长趋势,65岁以上老年人的平均患病率为5.2%,75岁老年人患病率达到15%,85岁以上的老年人患病率达到30%左右。

AD患者大脑的病理特征:通常会出现弥漫性脑萎缩、神经元纤维缠结、脑内老年斑沉积及神经元细胞丢失等(臧彩霞等,2016)。对于AD发病因素,国内外进行了大量的研究,有关的因素有很多,包含生活方式、心脑血管疾病、激素水平、炎症、脑外伤、遗传等多种因素。西药治疗依然是目前AD患者最主要的治疗手段,较常用的西药包括多奈哌齐、吡拉西坦等。目前,仍然缺乏有效治愈AD的方法,现有的医学水平尚不能阻止AD的发展进程。但是,多靶点的药食同源中药及保健品的出现,给AD患者带来了更多的缓解症状的机会(黄斌等,2016);中国在天然药物研究方面具有得天独厚的优势,很多天然药物都具有多靶点的药理学活性,并且对神经再生有促进作用,值得进一步深入开发(李敏等,2019)。药食同源的中药材尤其是黄精,在用药过程中表现出良好的预防和治疗效果,且具有开发成本优势(李敏等,2019),显示出广阔的前景。

第三节 中益黄精产业发展与乡村振兴

中益乡始终牢记习近平总书记的殷殷嘱托,依托中益黄精优质资源,紧紧围绕黄精核心功效开发黄精大健康系列产品,以科技和市场为拳头,推动中益黄精全产业链开发,实现中益黄精一、二、三产业融合发展,助推中益乡村振兴。

一、乡风文明，文化振兴

文化振兴是乡村振兴的重要内容，乡风文明是乡村振兴的重要保障。焕发乡村文明新气象，要深挖文化资源。我们要立足巩固中益黄精种植业，持续深入挖掘黄精文化底蕴，推动中益黄精产业高质量提升；围绕中益黄精发展历史、黄精产业融合发展成果以及中益黄精产业发展规划等打造中益黄精展厅，建成以中益黄精及相关产品为主的"好品馆"，让本地村民、外地游客、专家学者等各界人士都能充分了解中益黄精的发展历程，同时结合实际情况传唱黄精啰儿调，编排黄精舞等，聚力打造集看黄精产业、品黄精宴席、饮黄精茶酒、体验黄精文化等于一体的中益黄精科普体验基地。

二、产业兴，则乡村兴

乡村环境与资源禀赋千差万别，中益乡立足黄精资源，结合村民生产生活方式，深度挖掘黄精产业的发展潜能：按照"建基地、扩规模、增效益、创品牌"的发展思路，朝着"规范化、规模化、订单化、标准化、品牌化"方向走特色黄精产业发展之路；以"政府引进+村企合作"方式先后打造中益黄精系列产品10款，预计至2025年将会达到20款，其中中益黄精面等相关产品已于2022年成功出口海外，面向数个国家进行销售。

同时坚定不移地走农文旅融合发展道路，结合本地特色文化、特有食品打造中益乡村文化旅游精品，如黄精体验馆、黄精食府、黄精文化馆等产业特色项目，形成具有地域特征和文化韵味的农文旅融合发展体系；进一步促进中益特色经济发展，不断完善利益联结机制；积极构建政府引导、企业助力、村民参与等协作机制，大力发展黄精一、二、三融合产业，让产品做得出、做得好，也能卖得出、卖得好；进一步激活村民创新创业热情,释放黄精产业强村富民的红利。接下来,将继续巩固黄精第一产业,持续拓展二、三产业融合发展空间,实施"黄精+"融合发展思路,考虑将本地黄精产业与旅游、休闲、康养等产业相结合,真正将黄精产业打造成为中益乡基础产业、绿色产业、富民产业。

三、乡村振兴,关键在人,关键在干

立足实情、因地制宜、顺势而为,以更明确的目标、更有力的举措,提振农民群众精气神,孕育农村社会好风尚,就一定能谱写新时代乡村全面振兴新篇章。在过去相当长的时间里,乡村人才外流,人才总量不足、结构失衡、素质偏低等问题是导致中益乡缺乏发展后劲的重要原因。乡村振兴,关键在人,因此壮大乡村人才队伍,让有技术、有能力的人愿意回来、能留下来,让本土乡民"有能力、会参与、能参与"最为关键。要把乡土人才的干劲调动起来,提升其技术水平,定期邀请市、县农业农村委技术人员、科研机构研究员、企业运营团队长期开展各类培训活动,引进直播培训团队开展网络等多样式培训,引导广大村民学文化、学技能,提高发展致富本领。

要扎实推进"人才柱石"工程实施,建立健全优秀青年人才库,加强后备干部储备和本土人才孵化,用好"1对1"结对机制,吸引中益乡本地青壮年回乡发展,引进各路专业人才扎根中益,做到"引得回,更留得住"。重点选好"乡村领跑人"、招募"中益合伙人"、培育"初心讲解人";有序引导大学毕业生到乡、能人回乡、农民工返乡、企业家入乡;持续优化营商环境,拓展精细服务领域,帮助企业家解决后顾之忧,让他们留得下、能创业、敢创业;让更多的农户腰包鼓起来,脸上笑起来,心里暖起来。

参考文献

[1] 安红梅,史云峰,史秀峰,等.补肾填精方对D-半乳糖衰老模型大鼠脑细胞周期相关蛋白表达的影响[J].中南药学,2009,7(3):161-164.

[2] 陈丹,罗丹,向极钎,等.富硒青钱柳、黄精单方及复方对D-半乳糖致衰老小鼠抗氧化作用的研究[J].特产研究,2022,44(6):83-89.

[3] 陈辉,冯珊珊,孙彦君,等.3种药用黄精的化学成分及药理活性研究进展[J].中草药,2015,46(15):2329-2338.

[4] 陈毅飞,刘凯菲,吴世敏,等.黄精多糖对阿尔茨海默病模型斑马鱼p38MAPK/N-cadherin的影响[J].中国药理学与毒理学杂志,2021,35(9):659-660.

[5] 成威,田伟,李友元,等.黄精多糖对APP转基因小鼠海马CA1区突触结构的影响[J].中国实验方剂学杂志,2010,16(10):165-167.

[6] 成威,李友元,邓洪波,等.黄精多糖对阿尔茨海默病小鼠海马CA1区突触界面的影响[J].临床与病理杂志,2014,34(4):400-404.

[7] 杜小琴,梁正杰,夏炎,等.多花黄精炮制品与生品不同提取物抗运动疲劳作用的比较[J].安徽农业大学学报,2021,48(1):26-30.

[8] 辜红梅,蒙义文,蒲蔷.黄精多糖的抗单纯疱疹病毒作用[J].应用与环境生物学报,2003,9(1):21-23.

[9] 耿甄彦,徐维平,魏伟,等.黄精皂苷对抑郁模型小鼠行为及脑内单胺类神经递质的影响[J].中国新药杂志,2009,18(11):1023-1026.

[10] 付合明,马青,唐民科.茯神散加减方对小鼠学习记忆的影响及机制初探[J].北京中医药大学学报,2016,39(3):214-221.

[11] 何慧明,刘宇.黄精降脂方降血脂及抗动脉粥样硬化的实验研究

中益黄精

[J].辽宁中医杂志,2005,32(2):168-169.

[12]胡娇阳,汤锋,操海群,等.多花黄精提取物对水果采后病原菌的抑菌活性研究[J].植物保护,2012,38(6):31-34.

[13]黄斌,刘仍海,刘薇,等.单味中药抗衰老研究进展[J].中华中医药学刊,2016,34(12):2874-2877.

[14]李凯.黄精多糖滴眼液治疗单纯疱疹性角膜炎的临床研究[D].南京:南京中医药大学,2003.

[15]李玲.连续制备的多花黄精多糖的理化性质及活性研究[D].合肥:合肥工业大学,2018.

[16]李敏,王德民,李峰,等.药食同源中药抗衰老研究进展[J].食品与药品,2019,21(5):414-418.

[17]李舒婕,林海桢,施胜英,等.黄精多糖PSP-1-A的分离纯化及结构解析[J].河南中医,2015,35(6):1441-1445.

[18]李晓炜.多花黄精多糖抗疲劳作用及其机制的研究[D].合肥:合肥工业大学,2020.

[19]林灵,叶田园,程阳阳,等.从血管神经单元角度探讨薯蓣皂苷元抗血管性痴呆的作用机制[J].时珍国医国药,2017,28(6):1432-1435.

[20]罗长琴.渝东北地区野生黄精品质测定与安全性分析[D].重庆:重庆三峡学院,2021.

[21]刘不悔.基于m⁶A甲基化调控自噬流探究益肾清利活血方改善肾脏衰老和纤维化分子机制的研究[D].南京:南京中医药大学,2022.

[22]刘柳,郑芸,董群,等.黄精中的多糖组分及其免疫活性[J].中草药,2006,37(8):1132-1134.

[23]刘跃钧,蒋燕锋,王声淼,等.多花黄精[M].北京:中国农业出版社,2021.

[24]马佳丽,蒋殷盈,蒋福升,等.九蒸九制多花黄精炮制过程变化研究

[J].浙江中医药大学学报,2020,44(5):480-485.

[25]马萍.黄精及其制剂预防认知功能障碍的初步研究[D].重庆:西南大学,2022.

[26]钱红月.基于Wnt/β-catenin信号通路的黄精当归药对促进AD小鼠海马神经干细胞增殖的机制研究[D].南昌:江西中医药大学,2022.

[27]秦臻,韦正新,许键炜.黄精对衰老大鼠内皮祖细胞DNA损伤检测点ATM/ATR通路的影响[J].中药新药与临床药理,2019,30(5):529-534.

[28]任汉阳,王玉英,张瑜,等.黄精粗多糖对家蚕寿命的影响[J].山东中医杂志,2006,25(3):200-202.

[29]任洪民,邓亚羚,张金莲,等.药用黄精炮制的历史沿革、化学成分及药理作用研究进展[J].中国中药杂志,2020,45(17):4163-4182.

[30]斯金平,刘京晶,陈东红,等.黄精[M].北京:中国林业出版社,2020.

[31]孙隆儒.黄精化学成分及生物活性的研究[D].沈阳:沈阳药科大学,1999.

[32]唐伟,王威,谭丽阳,等.黄精多糖对慢性脑缺血大鼠学习记忆能力及脑组织超微结构影响[J].中国中医药科技,2017,24(2):173-176.

[33]涂明锋.黄精多糖分离纯化、生物活性研究及颗粒剂的制备[D].宜春:宜春学院,2020.

[34]王聪.多花黄精多糖提取分离、分子量测定及其粗多糖的初步药效研究[D].成都:成都中医药大学,2012.

[35]王坤,岳永德,汤锋,等.多花黄精多糖的分级提取及结构初步分析[J].天然产物研究与开发,2014,26(3):364-369.

[36]王艺,杨晓华,张华峰,等.滇黄精多糖的结构及对葡萄糖苷酶的抑制作用[J].精细化工,2019,36(4):715-720.

[37]王婧,陶爱恩,杨燕,等.滇黄精中多糖的分离与抗氧化活性研究[J].中草药,2021,52(16):4789-4796.

[38]吴群绒,胡盛,杨光忠,等.滇黄精多糖Ⅰ的分离纯化及结构研究[J].林产化学与工业,2005,25(2):80-82.

[39]徐如静,梁娟,俞年军,等.九华黄精炮制前后多糖类成分结构变化研究[J].安徽中医药大学学报,2021,40(2):91-96.

[40]徐维平,祝凌丽,魏伟,等.黄精总皂苷对慢性应激抑郁模型大鼠免疫功能的影响[J].中国临床保健杂志,2011,14(1):59-61.

[41]徐渭沅.黄精多糖的提取工艺及其纯化、分离[D].贵阳:贵州大学,2006.

[42]杨圣贤,杨正明,陈奕军,等.黄精"九蒸九制"炮制过程中多糖及皂苷的含量变化[J].湖南师范大学学报(医学版),2015,12(5):141-144.

[43]杨维泽,杨绍兵.黄精生产加工适宜技术[M].北京:中国医药科技出版社,2018.

[44]叶松庆,李永全.黄精多糖对骨质疏松性骨折大鼠骨修复及骨代谢因子的影响[J].中国临床药理学杂志,2019,35(18):2128-2131.

[45]雍潘.多花黄精的多糖提取、纯化、结构解析及活性研究[D].成都:西南民族大学,2019.

[46]余红,张小平,邓明强,等.多花黄精挥发油GC-MS分析及其生物活性研究[J].中国实验方剂学杂志,2008,14(5):4-6.

[47]臧彩霞,鲍秀琦,孙华,等.中药复方治疗阿尔茨海默症的研究进展[J].中药药理与临床,2016,32(4):157-161.

[48]张峰,高群,孔令雷,等.黄精多糖抗肿瘤作用的实验研究[J].中国实用医药,2007,2(21):95-96.

[49]张峰,张继国,王丽华,等.黄精多糖对东莨菪碱致小鼠记忆获得障碍的改善作用[J].现代中西医结合杂志,2007,16(36):5410-5412.

[50]张娇,王元忠,杨维泽,等.黄精属植物化学成分及药理活性研究进展[J].中国中药杂志,2019,44(10):1989-2008.

[51]张洁,杨云,马百平.中药黄精炮制的历史沿革及现代研究[J].河南中医学院学报,2005,20(3):28-29,31.

[52]张磊,曾高峰,宗少晖,等.黄精多糖防治绝经后骨质疏松症的分子机制[J].中国组织工程研究,2018,22(4):493-498.

[53]张琳琳,宋宛珊,王凯,等.阿尔茨海默病发病机制及药物治疗研究进展[J].世界中医药,2017,12(5):1200-1203,1208.

[54]张庭廷,胡威,汪好芬,等.九华山黄精多糖的分离纯化及化学表征[J].食品科学,2011,32(10):48-51.

[55]张炜.黄精多糖对糖尿病肾病大鼠的治疗作用及机制研究[D].杭州:浙江大学,2011.

[56]张晓红,博·格日勒图,昭日格图,等.高效液相色谱法对黄精多糖相对分子质量及组成的测定[J].色谱,2005,23(4):394-396.

[57]张涛,金英,魏晓东,等.黄精多糖对衰老小鼠肝线粒体呼吸链酶及DNA聚合酶γ表达的影响[J].中国老年学杂志,2009,29(16):2076-2077.

[58]张遥遥.黄精多糖的提纯、修饰及其理化性质研究[D].北京:北京林业大学,2019.

[59]赵小贞,徐剑文,陈春鹏,等.黄精口服液对血管性痴呆大鼠学习记忆的影响[J].中华神经医学杂志,2003,2(6):417-420.

[60]AHN M J, KIM J. Identification and quantification of steroidal saponins in *Polygonatum* species by HPLC/ESI/MS [J]. Arch Pharm Res, 2005, 28(5):592-597.

[61]CUI X W, WANG S Y, CAO H, et al. A Review: The bioactivities and pharmacological applications of *Polygonatum sibiricum*

中
益
黄
精

polysaccharides [J]. Molecules,2018,23(5):1170.

[62]GU X,ZHU L Y,Xu Z Y,et al. Astragaloside IV and sapo - nins of *Rhizoma polygonati* cure cyclophosphamide-induced my - elosuppression in lung adenocarcinoma via down-regulating miR- 142-3p [J]. Front Oncol,2021,11:630921.

[63]HAN C Y,SUN T T,LIU Y W,et al. Protective effect of *Po - lygonatum sibiricum* polysaccharides on gentamicin-induced acute kidney injury in rats via inhibiting p38 MAPK/ATF2 pathway [J]. Int J Biol Macromol,2020,151:595-601.

[64] JO K, JEON S, AHN C W, et al. Changes in *Drosphila melanogaster* sleep-wake Behavior Due to Lotus (*Nelumbo nu - cifera*) Seed and Hwang Jeong (*Polygonatum sibiricum*) Extracts [J]. Preventive Nutrition and Food Science,2017,22(4):293-299.

[65]JO K,SUH H J,CHOI H S.*Polygonatum sibiricum* rhizome promotes sleep by regulating non-rapid eye movement and GAB - Aergic/serotonergic receptors in rodent models [J]. Biomedicine & Pharmacotherapy,2018,105:167-175.

[66]MU J K,ZI L,LI Y Q,et al. Jiuzhuan Huangjing Pills re - lieve mitochondrial dysfunction and attenuate high-fat diet- induced metabolic dysfunction-associated fatty liver disease [J]. Biomed Pharmacother,2021,142:112092.

[67] TENG H, ZHANG Y, JIN C, et al. Polysaccharides from steam-processed *Polygonatum cyrtonema* Hua protect against d- galactose-induced oxidative damage in mice by activation of Nrf2/ HO-1 signaling [J]. J Sci Food Agric,2023,103(2):779-791.

[68]CHEN X W,WEI W,GUAN H,et al.Review of Polygona -

tum sibiricum : A new natural cosmetic ingredient [J]. Die Pharmazie,2019,74(9):513-519.

[69]YANG J X,WU S,HUANG X L,et al. Hypolipidemic activity and antiatherosclerotic effect of polysaccharide of *Polygonatum si - biricum* in rabbit model and related cellular mechanisms [J]. Evid Based Complement Alternat Med,2015,2015:391065.

[70] YANG X Y, GUAN Y, YAN B, et al. Evidence-based complementary and alternative medicine bioinformatics approach through network pharmacology and molecular docking to deter - mine the molecular mechanisms of Erjing pill in Alzheimer's disease [J]. Exp Ther Med,2021,22(5):1252.

[71]ZHANG H X,CAO Y Z,CHEN L X,et al. A polysaccharide from *Polygonatum sibiricum* attenuates amyloid-β-induced neuro - toxicity in PC12 cells [J]. Carbohydr Polym,2015,117:879-886.

[72]ZHANG F,ZHANG J G,WANG L H.Effects of *Polygona - tum sibiricum* polysaccharide on learning and memory in a scopolamine-induced mouse model of dementia [J]. Neural Re - gen Res,2008,3(1):33-36.

中
益
黄
精

附件

附件一　以黄精为原料的中成药

序号	药品名称	处方来源	处　方	功效主治
1	生精胶囊	国家中成药标准汇编内科肾系分册	鹿茸 46.4 g,枸杞子 46.4 g,人参 46.4 g,冬虫夏草 46.4 g,菟丝子 46.4 g,沙苑子 46.4 g,淫羊藿 46.4 g,黄精46.4 g,何首乌92.8 g,桑椹 46.4 g,补骨脂 46.4 g,骨碎补 92.8 g,仙茅 46.4 g,金樱子 46.4 g,覆盆子 46.4 g,杜仲 46.4 g,大血藤 46.4 g,马鞭草46.4 g,银杏叶92.8 g	补肾益精,滋阴壮阳。用于肾阳不足所致腰膝酸软,头晕耳鸣,神疲乏力,男子无精、少精、弱精、精液不液化等症
2	复方手参丸	国家中成药标准汇编内科肾系分册	手参、西藏棱子芹、黄精、喜马拉雅紫茉莉、天冬、冬虫夏草、锁阳、蒺藜、马尿泡、诃子	温肾助阳。用于肾阳不足,阴精亏虚,阳痿遗精,或失眠健忘等症
3	复方肾炎片	国家中成药标准汇编内科肾系分册	益母草 200 g,丹参 150 g,黄芪 150 g,黄芩 90 g,黄精 50 g,茯苓 90 g,半枝莲 90 g,蒲黄 50 g,菟丝子 100 g,茜草 50 g,牵牛子 50 g,山楂 150 g,芦根 90 g,白茅根 100 g,车前子 100 g,硬脂酸镁 2.5 g,糊精 15 g	活血化瘀,利尿消肿。用于湿热蕴结所致急、慢性肾炎水肿、血尿、蛋白尿等症

序号	药品名称	处方来源	处 方	功效主治
4	手掌参三十七味丸	国家中成药标准汇编内科肾系分册	手掌参45 g,全石榴45 g,蛤蚧(制)4.5 g,五灵脂22.5 g,白葡萄干45 g,槟榔(制)22.5 g,益智仁22.5 g,蒺藜(微炒)13.5 g,照白杜鹃13.5 g,北寒水石(闷煅)45 g,丁香4.5 g,沉香13.5 g,天门冬18 g,诃子45 g,降香13.5 g,肉豆蔻13.5 g,阿魏4.5 g,辣椒9 g,紫硇砂9 g,玉竹20.5 g,黄精18 g,胡麻仁90 g,干姜13.5 g,广枣9 g,冬葵果13.5 g,黑冰片22.5 g,草果仁9 g,胡椒13.5 g,天花粉13.5 g,荜茇18 g,肉桂3.5 g,冰糖13.5 g,红糖45 g,白糖225 g,黄油45 g,蜂蜜90 g,酸子奶90 g	补肾壮阳,温中散寒。用于脾肾虚寒,腰酸腿痛,遗精阳痿,脘腹气痛,纳差便溏等症
5	千斤肾安宁胶囊	国家中成药标准汇编内科肾系分册	千斤拔556 g,淫羊藿167 g,补骨脂167 g,冬虫夏草84 g,红参167 g,黄精167 g,何首乌(制)167 g,地黄167 g,薏苡仁222 g,广山药222 g,芡实222 g,鹰不扑278 g,三七84 g,大黄84 g,淀粉29 g	补肾健脾,利尿降浊。用于慢性肾炎普通型(脾肾两虚证),氮质血症期慢性肾功能不全等症
6	手参肾宝胶囊	国家中成药标准汇编内科肾系分册	手参 100 g,黄精 100 g,天冬62.4 g,烈香杜鹃32 g,冬虫夏草6.3 g	温肾补阴,添精补髓。用于肾阳不足,精血亏虚,遗精阳痿,腰膝酸软,眩晕乏力等症
7	舒心安神口服液	国家中成药标准汇编内科心系分册	迷果芹133 g,黄芪133 g,沙苑子67 g,黄精67 g,天冬67 g,枸杞子67 g,何首乌(制)67 g,甘草60 g,苯甲酸钠5 g	滋补脾胃,健脑宁心。用于脾肾不足,精血亏虚所致健忘失眠、乏困无力、神经衰弱等症
8	绿及咳喘颗粒	国家中成药标准汇编内科肺系(二)分册	小绿芨200 g,鸡矢藤200 g,功劳木100 g,通关藤100 g,白及100 g,虎杖100 g,透骨草100 g,黄精100 g,蔗糖600 g,糊精250 g	养阴润肺,清热解毒,化瘀止血。用于热燥犯肺引起的咳嗽,潮热,盗汗等症

序号	药品名称	处方来源	处方	功效主治
9	健脾润肺丸	国家中成药标准汇编内科肺系(一)分册	山药 166.7 g,地黄 100 g,天冬 33.3 g,麦冬 33.3 g,黄精 100 g,何首乌(制)100 g,黄芪 66.7 g,茯苓 33.3 g,白术 26.7 g,川贝母 33.3 g,北沙参 33.3 g,党参 66.7 g,山茱萸 66.7 g,五味子 66.7 g,丹参 66.7 g,鸡内金 33.3 g,山楂 66.7 g,阿胶 66.7 g,瓜蒌 50 g,白及 50 g,当归 66.7 g,白芍 66.7 g,甘草 26.7 g,百合 33.3 g,知母 33.3 g,柴胡 33.3 g,黄芩 26.7 g,陈皮 33.3 g,蜂蜜 1599 g	滋阴润肺,止咳化痰,健脾开胃。用于痨瘵,肺阴亏耗,潮热盗汗,咳嗽咯血,食欲减退,气短无力,肌肉瘦削等肺痨诸症。并可辅助治疗抗痨药物引起的肝功损害
10	咳速停胶囊	国家中成药标准汇编内科肺系(一)分册	吉祥草 500 g,黄精 450 g,百尾参 375 g,桔梗 375 g,虎耳草 250 g,枇杷叶 375 g,麻黄 200 g,桑白皮 200 g,罂粟壳 125 g	补气养阴,润肺止咳,益胃生津。用于感冒及急、慢性支气管炎引起的咳嗽,咽干、咳痰、气喘等症
11	咳速停糖浆	国家中成药标准汇编内科肺系(一)分册	吉祥草 200 g,黄精 180 g,百尾参 150 g,桔梗 150 g,虎耳草 100 g,枇杷叶 150 g,麻黄 80 g,桑白皮 80 g,罂粟壳 50 g,蔗糖 300 g,苯甲酸钠 4 g,羟苯乙酯0.4 g,枸橼酸 0.5 g,杨梅香精0.5ml	补气养阴,润肺止咳,益胃生津。用于感冒及急、慢性支气管炎引起的咳嗽,咽干、咳痰、气喘等症
12	补肾健脾口服液	国家中成药标准汇编 内科脾胃分册	黄精 50 g,山楂 50 g,白术(土炒) 50 g,鸡内金(砂烫)50 g,巴戟天 50 g,锁阳 50 g,黄芩 50 g,蚕蛹 50 g	温肾助阳,健脾开胃,消积化食。用于因肾阳不足脾胃亏虚,腰酸膝软,形寒不温,体虚乏力,脘腹胀满、食欲不振等症

序号	药品名称	处方来源	处 方	功效主治
13	养阴口香合剂	国家中成药标准汇编内科脾胃分册	石斛200 g,朱砂根5.0 g,茵陈100 g,龙胆33.3 g,黄芩83.3 g,蓝布正83.3 g,麦冬83.3 g,天冬83.3 g,枇杷叶83.3 g,黄精83.3 g,生地黄83.3 g,枳壳83.3 g,苯甲酸3.0 g,枸橼酸0.83 g,羟苯乙酯0.6 g,蔗糖166 g,薄荷脑0.083 g	清胃泻火,滋阴生津,行气消积。用于胃热津亏,阴虚郁热上蒸所致的口臭,口舌生疮,齿龈肿痛,咽干口苦,胃灼热痛,肠燥便秘等症
14	益元黄精糖浆	国家中成药标准汇编内科气血津液分册	黄精167 g,枸杞子83 g,当归83 g,淫羊藿83 g,蔗糖400 g	补肾养血。用于肾虚血亏,症见神疲乏力,纳食减少,腰酸腿软等症
15	抗衰灵口服液	国家中成药标准汇编内科气血津液分册	黄芪40 g,白术30 g,枸杞子40 g,地黄20 g,桑椹40 g,菟丝子20 g,茯神40 g,熟地黄10 g,芡实40 g,麦冬10 g,党参20 g,莲子10 g,黄精20 g,山茱萸10 g,何首乌20 g,甘草10 g,五味子20 g,山药10 g,玉竹20 g,柏子仁10 g,紫河车20 g,龙眼肉10 g,葡萄干20 g,丹参10 g,黑豆20 g,乌梅4 g,蔗糖200 g,苯甲酸钠3 g	滋补肝肾,健脾养血,宁心安神,润肠通便。用于头晕眼花,精力衰竭,失眠健忘,各种原因引起的身体虚弱等症
16	降糖通脉胶囊	国家中成药标准汇编内科气血津液分册	太子参100 g,黄芪100 g,黄精100 g,天冬60 g,麦冬60 g,玄参100 g,天花粉100 g,苍术50 g,知母100 g,葛根100 g,黄连20 g,丹参100 g,益母草100 g,赤芍50 g,水蛭20 g,川牛膝50 g,鸡血藤100 g,威灵仙100 g,荔枝核100 g,地龙50 g,川芎40 g,淀粉17.2 g	益气养阴,活血化瘀、通经活络。用于气阴不足,瘀血阻络所致消渴,多饮、多食、多尿、消瘦、乏力,以及2型糖尿病见上述证候者

序号	药品名称	处方来源	处　方	功效主治
17	鹿精培元胶囊	国家中成药标准汇编内科气血津液分册	手掌参16 g,烈香杜鹃10 g,黄精16 g,迷果芹10 g,天冬16 g,蒺藜10 g,喜马拉雅紫茉莉10 g,枸杞子10 g,冬虫夏草10 g,鹿茸1 g	滋补肝肾,益精培元。用于精血亏虚所致的疲劳综合征,腰膝酸痛、畏寒肢冷、心悸烦热、头痛、失眠、消渴、夜尿频等症
18	益精口服液	国家中成药标准汇编内科气血津液分册	黄精500 g,蜂蜜250 g,5%羟苯乙酯溶液10 mL	益气养阴,健脾润肺。用于气阴两虚的久病虚弱者
19	黄精养阴糖浆	国家中成药标准汇编内科气血津液分册	黄精(制)250 g,薏苡仁167 g,南沙参83 g,蔗糖608 g,苯甲酸钠2.5 g	润肺益胃,养阴生津。用于肺胃阴虚引起的咽干咳嗽,纳差便秘,神疲乏力等症
20	养血补肾丸	国家中成药标准汇编内科气血津液分册	何首乌161.3 g,熟地黄161.3 g,黄精80.7 g,牛膝80.7 g,野料豆80.7 g,黑芝麻(炒)40.3 g,菟丝子(炒)40.3 g,桑椹清膏161.3 g,蜂蜜(炼)360 g	补肝肾,生精血。用于肝、肾两亏,腰膝不利,头昏目眩,须发早白等症
21	五根油丸	国家中成药标准汇编内科气血津液分册	玉竹500 g,黄精500 g,天门冬500 g,天花粉500 g,菱角500 g,白脑砂30 g,光明盐30 g,紫脑砂30 g,苦参30 g,肉豆蔻30 g,丁香30 g,高良姜30 g,荜茇30 g,白豆蔻30 g,蔗糖600 g,鲜牛奶2 000 g,蜂蜜600 g,黄油500 g	补肾健脾,宁心安神。用于脾肾两虚所致痨瘠,四肢无力,腰酸腿疼,头晕耳鸣,失眠多梦等症
22	西洋参金钱龟合剂	国家中成药标准汇编内科气血津液分册	西洋参1.14 g,乌龟1.43 g,何首乌(制)42.86 g,金樱子21.43 g,黄芪42.86 g,黄精21.43 g,茯苓28.57 g,蛤蚧3.57 g,枸杞子21.43 g,杜仲21.43 g,龙眼肉28.57 g,山药28.57 g,乌鸡500 g,蔗糖50 g,味精0.4 g或蔗糖34 g,糊精0.172 g(小瓶)	补益肾气。用于肾气不足所致体虚气弱,精神疲倦,四肢无力,气短懒言,头昏眼花,病后体虚等症

序号	药品名称	处方来源	处方	功效主治
23	益肾养元合剂	国家中成药标准汇编内科气血津液分册	何首乌156 g,黄精156 g,金樱子364 g,当归8.3 g,狗脊156 g,菟丝子10.4 g,陈皮6.3 g,补骨脂10.4 g,蔗糖450 g,苯甲酸钠3 g,滑石粉6 g	补益肝肾,健脾益气,涩精止遗。用于肝肾不足,脾气虚弱,面色萎黄,倦怠纳差,遗精遗梦等症
24	复方手参益智胶囊	国家中成药标准汇编脑系经络肢体分册	手参90 g,何首乌(制)90 g,刺五加90 g,黄精90 g,黄芪90 g,当归60 g,枸杞子60 g,五味子60 g,山茱萸60 g,远志60 g,石菖蒲60 g,赤芍60 g,淀粉42 g	滋补肝肾,益精健脑。用于肝肾不足,气血亏虚所致的健忘、头晕、心悸失眠、倦怠乏力等症
25	平眩胶囊	国家中成药标准汇编脑系经络肢体分册	万丈深360 g,榀木360 g,黄精48 g,天麻60 g,三七60 g,猪狭瘀240 g,仙鹤草360 g	滋补肝肾,平肝潜阳。用于肝肾不足,肝阳上扰所致眩晕,头昏,心悸耳鸣,失眠多梦,腰膝酸软等症
26	复方钩藤片	国家中成药标准汇编脑系经络肢体分册	钩藤总碱2 g,蜜环菌粉94 g,向日葵盘150 g,桑寄生150 g,黄精125 g,夏枯草125 g,葛根125 g,酸枣仁125 g,菊花62.5 g,牛膝125 g,山楂100 g,何首乌(制)100 g,石决明125 g,女贞子125 g,蔗糖6.4 g,淀粉6.4 g,硬脂酸镁3.2 g	滋补肝肾,平肝潜阳。用于肝肾不足,肝阳上亢,眩晕头痛,失眠耳鸣,腰膝酸软等症
27	五根胶囊	国家中成药标准汇编脑系经络肢体分册	西藏棱子芹60 g,喜马拉雅紫茉莉(奶制)60 g,蒺藜(炒)60 g,黄精(奶制)60 g,天冬(奶制)60 g	干黄水,用于寒性黄水病,关节肿胀等症

序号	药品名称	处方来源	处 方	功效主治
28	尿路康颗粒	国家中成药标准汇编 外科妇科分册	益母草1 000 g,墨旱莲1 000 g,车前草1 000 g,灯心草300 g,金钱草1 000 g,甘草200 g,黄精1 000 g,山药500 g,蔗糖850 g	清热利湿,健脾益肾。用于下焦湿热,脾肾两虚所致的淋征,小便不利,淋沥涩痛;非淋菌性尿道炎见上述证候者
29	舒更胶囊	国家中成药标准汇编 外科妇科分册	豆蔻188 g,黄精32 g,天冬32 g,肉豆蔻32 g,沉香32 g,丁香32 g,手参32 g	调和气血,安神。用于妇女更年期综合征引起的情绪多变,精神紧张,烦躁不安,头昏乏力,失眠等症
30	十一味黄精颗粒	国家中成药标准汇编 外科妇科分册	黄精160 g,天冬100 g,手参160 g,蒺藜100 g,肉豆蔻100 g,菟丝子160 g,枸杞子120 g,西红花6 g,当归100 g,肉桂60 g,紫河车30 g,淀粉40 g,蔗糖200 g	滋补肾精,益气补血。用于月经不调等症
31	黄精丸	卫生部药品标准中药成方制剂第一册	黄精250 g,当归250 g	补气养血。用于气血两亏,身体虚弱,腰腿无力,倦怠少食等症
32	脑灵素片	卫生部药品标准中药成方制剂第十六册(中药保护)	黄精(蒸)、枸杞子、茯苓、苍耳子(炒)、淫羊藿、远志(制)、大枣、五味子、酸枣仁(炒)、麦冬、龟甲(制)、鹿茸(去毛)、鹿角胶、熟地黄、人参	补气血,养心肾,健脑安神。用于神经衰弱,健忘失眠,头晕心悸,身倦无力,体虚自汗,阳痿遗精等症

序号	药品名称	处方来源	处 方	功效主治
33	三蛇药酒	卫生部药品标准中药成方制剂第一册	乌梢蛇（鲜、去头、内脏及皮）1 000 g,银环蛇（鲜、去头、内脏及皮）500 g,眼镜蛇（鲜、去头、内脏及皮）500 g,大血藤 75 g,杜仲 100 g,山木通 50 g,草乌（制）50 g,威灵仙 200 g,川乌（制）50 g,南沙参 100 g,陈皮 50 g,寻骨风 100 g,独活 100 g,川木香 50 g,牛膝 50 g,香加皮 100 g,当归 100 g,石南藤 100 g,黄精（制）200 g,南蛇藤 200 g,乌药 50 g,石菖蒲 100 g,白芷 50 g,伸筋草 140 g,川芎 50 g,桑寄生 50 g,桂枝 100 g,锁阳 150 g,甘草 80 g,大枣200 g	祛风除湿,通经活络。用于风寒湿痹,手足麻木,筋骨疼痛,腰膝无力等症
34	风湿骨痛药酒	卫生部药品标准中药成方制剂第二册	石南藤 2 812 g,麻黄 94 g,枳壳 75 g,桂枝 75 g,蚕沙 24 g,黄精 30 g,陈皮 50 g,厚朴 11 g,苦杏仁 11 g,泽泻 11 g,山药 11 g,苍术 11 g,牡丹皮 11 g,川芎 11 g,白术 11 g,白芷 11 g,木香 11 g,石耳 11 g,羌活 11 g,小茴香 11 g,猪牙皂 11 g,补骨脂 11 g,香附 11 g,菟丝子 11 g,没药 11 g,当归 11 g,乳香 11 g	祛风除湿,活络止痛。用于风湿骨痛,手足麻木,腰痛腿痛,跌打损伤等症
35	西汉古酒	卫生部药品标准中药成方制剂第二册	鹿茸 2 g,蛤蚧（酒炙）19.5 g,狗鞭（酒炙）9.6 g,柏子仁（去油）65 g,枸杞子 100 g,松子仁 50 g,黄精 200 g	补肾益精,强筋补髓。用于肾阳虚衰,阳痿,滑精,早泄,腰膝酸软,肢冷乏力,健忘,动辄气喘等症

序号	药品名称	处方来源	处 方	功效主治
36	退障眼膏	卫生部药品标准中药成方制剂第十二册	决明子 30 g,木贼 20 g,谷精草 20 g,蛇蜕 2.5 g,羌活 15 g,海藻 25 g,莪术 15 g,苍术(炒)15 g,黄精 25 g,枸杞子 20 g,密蒙花 15 g,白蒺藜 20 g,蝉蜕 25 g,石决明 25 g,昆布 25 g,威灵仙 15 g,细辛 7.5 g,当归 20 g,何首乌 25 g	明目退翳。用于初发白内障及角膜斑翳等症
37	灵芝桂圆酒	卫生部药品标准中药成方制剂第二册	灵芝 100 g,桂圆肉 50 g,黄精 100 g,党参 50 g,枸杞子 50 g,黄芪 50 g,何首乌(制)100 g,山药 25 g,当归 50 g,熟地黄 50 g,茯苓 25 g,陈皮 25 g,大枣 25 g	滋补强壮,温补气血,健脾益肺,保肝护肾。用于身体瘦弱,产后虚弱,贫血,须发早白等症的辅助治疗
38	枸杞药酒	卫生部药品标准中药成方制剂第二册	枸杞子 250 g,熟地黄 50 g,黄精(蒸)50 g,百合 25 g,远志(制)25 g	滋肾益肝。用于肝肾不足,虚劳羸瘦,腰膝酸软,失眠等症
39	健身宁片	卫生部药品标准中药成方制剂第二册	何首乌 200 g,黄精(酒炙)100 g,熟地黄 50 g,当归 100 g,党参 25 g,女贞子(酒炙)50 g,桑椹 100 g,墨旱莲 50 g,乌梅 6.25 g,鹿茸(去毛)6.25 g	滋补肝肾,养血健身。用于肝肾不足引起的腰酸腿软,神疲体倦,头晕耳鸣,心悸气短,须发早白等症
40	健身药酒	卫生部药品标准中药成方制剂第二册	女贞子 29.4 g,菟丝子 29.4 g,金樱子 29.4 g,肉苁蓉 29.4 g,黄精 29.4 g,熟地黄 73.5 g,当归 147 g,锁阳 58.8 g,淫羊藿 58.8 g,远志 58.5 g,甘草(炙)14.7 g,附子(制)44.1 g,黄芪 88.2 g,蚕蛾 5.9 g,鸡睾丸 23.5 g	提神补气,壮腰固肾。用于身体虚弱,头晕目眩,健忘疲倦,夜多小便,贫血萎黄,食欲不振等症

序号	药品名称	处方来源	处方	功效主治
41	健肾生发丸	卫生部药品标准中药成方制剂第二册	何首乌(制)200 g,熟地黄80 g,枸杞子45 g,黄精25 g,五味子15 g,大枣10 g,女贞子(酒制)30 g,菟丝子35 g,苣胜子50 g,桑椹30 g,当归120 g,柏子仁50 g,山药20 g,山茱萸(酒蒸)20 g,茯苓32 g,泽泻(盐水炒)32 g,桑叶23 g,地黄40 g,牡丹皮32 g,黄连10 g,黄柏10 g,杜仲(盐水炒)25 g,牛膝30 g,续断20 g,木瓜20 g,羌活20 g,川芎15 g,白芍15 g,甘草25 g	补肾益肝,健肾生发。用于肾虚脱发,肾虚腰痛,慢性肾炎,神经衰弱等症
42	强肝糖浆	卫生部药品标准中药成方制剂第二册	茵陈125 g,板蓝根62.5 g,当归62.5 g,白芍62.5 g,丹参125 g,郁金62.5 g,黄芪125 g,党参62.5 g,泽泻62.5 g,黄精62.5 g,地黄62.5 g,山药62.5 g,山楂50 g,六神曲50 g,秦艽50 g,甘草50 g	清热利湿,补脾养血,益气解郁。用于慢性肝炎,早期肝硬化,脂肪肝,中毒性肝炎等症
43	抑亢丸	卫生部药品标准中药成方制剂第三册	羚羊角12.5 g,白芍18.8 g,天竺黄25.1 g,桑椹62.5 g,延胡索(醋炙)25.5 g,青皮(醋炙)38 g,香附12.5 g,玄参12 g,石决明13 g,黄精18 g,黄药子44 g,天冬37 g,女贞子331 g,地黄5 g	育阴潜阳,豁痰散结,降逆和中。用于瘿病(甲状腺功能亢进)引起的突眼,多汗心烦,心悸怔忡,口渴,多食,肌体消瘦,四肢震颤等症
44	肝舒片	卫生部药品标准中药成方制剂第三册	当药1 000 g,党参310 g,黄精310 g,木香310 g,维生素C 10 g	有改善肝功能和增加食欲的作用。主要用于慢性和迁延性肝炎等症

序号	药品名称	处方来源	处 方	功效主治
45	冬青补汁	卫生部药品标准中药成方制剂第四册	女贞子（酒蒸）200 g,金樱子肉200 g,大枣200 g,桑椹100 g,菟丝子50 g,黄精（蒸制）50 g,锁阳35 g,熟地黄30 g,胡芦巴30 g,淫羊藿30 g,五味子15 g	温补肝肾,滋阴益精。用于肝肾不足,头昏目眩,小便频繁,腰膝酸软,高血压病,神经衰弱等症
46	参芪首乌补汁	卫生部药品标准中药成方制剂第四册	党参170 g,黄芪100 g,何首乌（制）170 g,黄精170 g	补气养血,益肝肾。用于气血不足,肝肾亏损贫血,神经衰弱,产后血亏等症
47	复方补骨脂冲剂	卫生部药品标准中药成方制剂第四册	补骨脂200 g,锁阳248 g,续断248 g,狗脊314 g,赤芍314 g,黄精248 g	温补肝肾,强壮筋骨,活血止痛。用于肾阳虚亏,腰膝酸痛,腰肌劳损及腰椎退行性病变等症
48	养心安神丸	卫生部药品标准中药成方制剂第四册	五味子（醋炙）150 g,首乌藤500 g,合欢花250 g,黄精（酒炙）200 g,当归250 g,丹参500 g,酸枣仁（炒）500 g,远志（去心甘草炙）150 g,知母250 g,磁石500 g	补肾益智,养心安神。用于心肾不交引起的少眠多梦,头晕心悸,耳鸣健忘,倦怠无力等症
49	益髓冲剂	卫生部药品标准中药成方制剂第四册	熟地黄55 g,枸杞子55 g,丹参44 g,巴戟天55 g,山茱萸44 g,牡丹皮33 g,黄芪44 g,紫梢花44 g,马钱子粉27.5 g,冬虫夏草11 g,当归55 g,川芎33 g,鹿茸11 g,黄精55 g,山药44 g,鸡血藤44 g,人参55 g,牛脊髓（鲜）55 g	益精填髓,补肾壮阳。用于脊髓空洞症及其他脊髓疾患引起的腰酸腿软,肌肉萎缩疼痛,冷热感迟钝,目眩耳鸣等症

序号	药品名称	处方来源	处 方	功效主治
50	鹿尾补肾丸	卫生部药品标准中药成方制剂第四册	鹿尾(去毛)31 g,牡丹皮 15 g,当归(酒蒸)230 g,山药 230 g,党参(蒸)460 g,龟甲胶 77 g,菟丝子(盐蒸)123 g,锁阳(蒸)153 g,泽泻46 g,桑螵蛸(盐蒸)123 g,巴戟天(盐蒸)153 g,黄精(蒸)123 g,冬虫夏草77 g,杜仲(微炒)77 g,鹿角胶77 g,莲须153 g,蛤蚧(去头、鳞)5.5 g,茯苓309 g,金樱子(去核盐蒸)31 g,枸杞子108 g,鹿茸(酒蒸)31 g,骨碎补46 g,覆盆子(盐蒸)77 g,黄芪309 g	补肾填精,强筋壮骨,益气补血。用于肾虚精亏,气血虚弱,头晕眼花,健忘遗泄,腰酸腿痛等症
51	脑灵片	卫生部药品标准中药成方制剂第五册	黄精(蒸)99 g,淫羊藿82 g,苍耳子66 g,麦冬16 g,红参3.3 g,远志(制)33 g,酸枣仁(炒)16 g,五味子66 g,枸杞子33 g,鹿茸1.6 g,龟甲(醋制)8 g,茯苓16 g,大枣(去核)33 g,熟地黄17 g,鹿角胶3.3 g	补气血,养心肾,健脑安神。用于神经衰弱,健忘失眠,头晕心悸,身倦无力,体虚自汗,阳痿遗精等症
52	大补药酒	卫生部药品标准中药成方制剂第六册	党参30 g,杜仲(盐水炒)30 g,黄芪(炙)30 g,白芍(炒)24 g,山药30 g,甘草(炙)12 g,白术(炒)30 g,川芎12 g,当归30 g,黄精(制)84 g,茯苓30 g,玉竹(制)84 g	益气补血。用于气血两亏,倦怠,乏力等症
53	血压平片	卫生部药品标准中药成方制剂第六册	毛冬青136 g,钩藤27.2 g,墨旱莲34 g,升麻6.8 g,谷精草27.2 g,夏枯草34 g,牛膝13.6 g,槐米34 g,桑寄生68 g,黄芩20.4 g,黄精34 g,珍珠层粉10 g	平肝潜阳,通血活络。用于头晕目眩等症
54	金佛酒	卫生部药品标准中药成方制剂第六册	佛手200 g,黄精100 g,丹参100 g,白术50 g	理气解郁,宽胸活血,养血健胃。用于脘闷胁胀,食欲减退,睡眠不佳等症

序号	药品名称	处方来源	处方	功效主治
55	健儿片	卫生部药品标准中药成方制剂第六册	黄芪 180 g，牡蛎 54 g，五味子 54 g，淫羊藿 54 g，黄精 54 g，茯苓 54 g，鸡内金 42 g，青黛 9 g	扶正祛邪，固表止汗，健脾和胃。用于脾胃弱引起的少食，多汗，睡眠不宁等症
56	生发丸	卫生部药品标准中药成方制剂第七册	何首乌（制）30 g，补骨脂（盐制）15 g，牛膝 15 g，当归 10 g，茯苓 10 g，枸杞子 30 g，菟丝子（盐制）20 g，女贞子 30 g，黑旱莲 30 g，桑寄生 30 g，黑芝麻 30 g，熟地黄 15 g，桑椹 30 g，核桃仁 30 g，沙苑子 15 g，蛇床子 15 g，紫河车 3 g，骨碎补 15 g，黄芪 30 g，黄精（制）30 g，五味子 15 g，灵芝 15 g，地黄 15 g，侧柏叶 30 g，苦参 10 g，山楂 30 g	填精补血，补肝滋肾，乌须黑发。用于肝肾不足、精血气衰所致须发早白、头发稀疏、干枯、斑秃脱发等症
57	当归黄精膏	卫生部药品标准中药成方制剂第七册	当归 445 g，黄精（蒸）445 g	养阴血，益肝脾。用于肝脾阴亏，身体虚弱，饮食减少，口燥咽干，面黄肌瘦等症
58	消渴降糖片	卫生部药品标准中药成方制剂第九册	蔗鸡 555.5 g，黄精（制）180.5 g，甜叶菊 27.8 g，桑椹 111 g，山药 111 g，天花粉 111 g，红参 33.3 g	清热生津，益气养阴。用于糖尿病
59	养胃舒胶囊	卫生部药品标准中药成方制剂第十三册	党参 187 g，陈皮 157 g，黄精（蒸）187 g，山药 187 g，干姜 76 g，菟丝子 187 g，白术（炒）187 g，玄参 187 g，乌梅 233 g，山楂 233 g，北沙参 187 g	扶正固体，滋阴养胃，调理中焦，行气消导。用于慢性萎缩性胃炎、慢性胃炎所引起的胃脘热胀痛，手足心热，口干、口苦，纳差，消瘦等症

171

序号	药品名称	处方来源	处方	功效主治
60	益康胶囊	卫生部药品标准中药成方制剂第十三册	人参 66.7 g，三七 33.3 g，黄芪 166.7 g，黄精 166.7 g，天花粉 166.7 g，何首乌 166.7 g，灵芝 166.7 g，丹参 333.3 g，泽泻 333.3 g，珍珠层粉 5.0 g，维生素 E33.3 g，维生素 A330 万单位，甲基橙皮苷 13.4 g	调节全身代谢，恢复细胞活力，改善心血管功能，健脑健身，延缓衰老，扶正固本。用于冠心病，高脂血症，脑动脉硬化，老年性视力减退。对甲状腺功能减退和慢性老年性支气管炎有辅助治疗作用
61	疏风再造丸	卫生部药品标准中药成方制剂第七册	蕲蛇 150 g，红参 200 g，草豆蔻（炒）100 g，甘草 100 g，赤芍 50 g，胆南星 50 g，茯苓 50 g，冰片 15 g，川芎 150 g，广藿香 50 g，油松节 50 g，附子（制）50 g，黄芩 100 g，磁石（煅）50 g，熟地黄 100 g，两头尖 100 g，防风 100 g，细辛 100 g，白术（炒焦）50 g，地龙 100 g，肉桂 100 g，当归 150 g，大黄 150 g，黄精 100 g，乌药 50 g，乳香（炒）75 g，麻黄 100 g，茜草 100 g，红花 100 g，檀香 50 g，全蝎 100 g，玄参 50 g，葛根 100 g，羌活 100 g，白芷 100 g，独活 100 g，木瓜 150 g，牛膝 100 g，三七 100 g，香附 100 g，秦艽 50 g，青皮 50 g，红曲 100 g，丁香 100 g，骨碎补（烫）50 g，何首乌（制）100 g	舒筋活血，化痰通络。用于半身不遂，手足麻木，口眼歪斜，筋骨拘挛，屈伸不便，风寒湿痹等症

序号	药品名称	处方来源	处方	功效主治
62	回春如意胶囊	卫生部药品标准中药成方制剂第八册	鹿茸 60 g,熟地黄 100 g,狗肾 60 g,锁阳 80 g,羊肾 60 g,菟丝子 80 g,山药 100 g,何首乌 100 g,槐米 50 g,巴戟天 50 g,枸杞子 100 g,肉苁蓉 80 g,黄精 80 g,黄芪 80 g,狗脊 50 g,补骨脂 70 g	补血养血,助肾壮阳,益精生髓,强筋健骨。用于头晕健忘,体虚乏力,肾虚耳鸣,腰膝酸痛,阳痿早泄等症
63	肝肾康糖浆	卫生部药品标准中药成方制剂第八册	何首乌(制)312.5 g,熟地黄 45 g,女贞子 136 g,五味子 45 g,山药(炒)90.5 g,甘草(蜜炙)22.5 g,黄精(酒制)90.5 g,当归 45 g	滋补肝肾,调血益血,收敛精气。用于贫血,黄瘦,须发早白等症
64	降糖舒胶囊	卫生部药品标准中药成方制剂第八册	人参 10 g,枸杞子 50 g,黄芪 50 g,刺五加 50 g,黄精 30 g,益智仁 15 g,牡蛎 50 g,地黄 30 g,熟地黄 30 g,葛根 50 g,丹参 20 g,荔枝核 80 g,知母 30 g,生石膏 50 g,芡实 20 g,山药 30 g,玄参 50 g,五味子 20 g,麦冬 20 g,乌药 20 g,天花粉 30 g,枳壳 10 g	滋阴补肾,生津止渴。用于糖尿病及糖尿病引起的全身综合征
65	胃安胶囊	中国药典 2020 年版一部	石斛 50 g,黄柏 50 g,南沙参 100 g,山楂 100 g,枳壳 100 g,黄精 100 g,甘草 50 g,白芍 50 g	养阴益胃,柔肝止痛。用于肝胃阴虚、胃气不和所致的胃痛、痞满,症见胃脘隐痛、纳少嘈杂、咽干口燥、舌红少津、脉细数;萎缩性胃炎见上述证候者

序号	药品名称	处方来源	处方	功效主治
66	桂龙药膏	卫生部药品标准中药成方制剂第八册	肉桂叶300 g,土茯苓30 g,红药100 g,过岗龙100 g,红杜仲53 g,玉郎伞10 g,土生地10 g,三爪龙60 g,砂仁2 g,老鸦嘴13 g,千斤拔20 g,白芷2 g,黄精2 g,牛大力80 g,土甘草10 000 g,川芎2 g,大芦45 g,高山龙375 g,青藤45 g,五爪龙60 g,万筋藤10 g,首乌藤150 g,当归藤165 g,四方藤55 g,温姜75 g,狮子尾30 g,九牛力30 g,黑老虎根165 g	祛风除湿,舒筋活络,温肾补血。用于风湿骨痛,慢性腰腿痛,肾阳不足气血亏虚引起的贫血,失眠多梦,气短,心悸,多汗,厌食,腹胀,尿频等症
67	脑灵素胶囊	卫生部药品标准中药成方制剂第八册	枸杞子、黄精(制)、苍耳子(炒)、五味子、淫羊藿(羊油制)、大枣、熟地黄、远志(制)、龟甲、麦冬、酸枣仁(炒)、鹿角胶、茯苓、人参、鹿茸	补气血,健脑安神。用于神经衰弱,健忘失眠,头晕心悸,身倦无力,体虚自汗,阳痿遗精等症
68	蛤蚧大补胶囊	卫生部药品标准中药成方制剂第八册	蛤蚧52 g,党参50 g,黄芪50 g,枸杞子50 g,当归50 g,茯苓50 g,熟地黄75 g,女贞子63 g,甘草25 g,山药50 g,木瓜38 g,狗脊63 g,白术25 g,巴戟天(盐制)38 g,续断(盐制)63 g,杜仲63 g,黄精63 g,骨碎补(炒)63 g	补血益气,健脾暖胃,祛风湿,壮筋骨。用于男女体弱,头晕目眩,食欲不振,腰酸骨痛
69	舒冠片	卫生部药品标准中药成方制剂第八册	川芎400 g,制何首乌534 g,黄精(制)534 g,红花400 g,淫羊藿400 g,五灵脂(醋制)267 g,丹参400 g	养阴活血,益气温阳。用于防治冠心病、心绞痛、动脉粥样硬化、高脂血症及抗血栓形成等
70	老年咳喘片	中国药典2020年版一部	黄芪110 g,白术66 g,防风66 g,甘草44 g,黄精66 g,淫羊藿66 g,补骨脂66 g	补气壮阳,扶正固本。用于老年慢性支气管炎等虚证

序号	药品名称	处方来源	处方	功效主治
71	冠脉宁片	卫生部药品标准中药成方制剂第十册	丹参112.5 g,没药(炒)25.5 g,鸡血藤112.5 g,血竭25.5 g,延胡索(醋制)45 g,当归45 g,郁金45 g,何首乌(制)75 g,桃仁(炒)30 g,黄精(蒸)75 g,红花30 g,葛根112.5 g,乳香(炒)25.5 g,冰片4.5 g	活血化瘀,行气止痛。用于以胸部刺痛、固定不移、入夜更甚、心悸不宁,舌质紫暗,脉沉弦为主症的冠心病,心绞痛,冠状动脉供血不足
72	益肾补骨液	卫生部药品标准中药成方制剂第十册	骨碎补45 g,何首乌126 g,茯苓63 g,续断63 g,白芍44 g,当归63 g,党参75 g,熟地黄63 g,黄精63 g,枸杞子63 g,自然铜(煅,醋淬)45 g,陈皮16 g	滋补肝肾,强壮筋骨。用于肝肾不足,劳伤腰痛,筋骨折伤等症
73	甜梦胶囊	中国药典2020年版一部	刺五加178 g,黄精222 g,蚕蛾44 g,桑根111 g,党参133 g,黄芪133 g,砂仁18 g,枸杞子133 g,山楂533 g,熟地黄89 g,炙淫羊藿89 g,陈皮89 g,茯苓89 g,马钱子(制)4.4 g,法半夏89 g,泽泻133 g,山药89 g	益气补肾,健脾和胃,养心安神。用于头晕耳鸣,视减听衰,失眠健忘,食欲不振,腰膝酸软,心慌气短,中风后遗症;对脑功能减退,冠状血管疾患,脑血管栓塞及脱发也有一定作用
74	安神益脑丸	卫生部药品标准中药成方制剂第十册	当归110 g,茯苓73 g,何首乌(制)146 g,酸枣仁(生、炒各半)73 g,女贞子146 g,合欢皮110 g,黄精(蒸)140 g,远志12 g,墨旱莲73 g,朱砂18 g,桑叶12 g	补肝益肾,养血安神。用于肝肾不足所致的头痛眩晕,心悸不宁,失眠多梦,健忘等症
75	再障生血片	卫生部药品标准中药成方制剂第十八册	菟丝子(酒制)、红参、鸡血藤、阿胶、当归、女贞子、黄芪、益母草、熟地黄、白芍、何首乌(制)、淫羊藿、黄精(酒制)、鹿茸(去毛)、党参、麦冬、仙鹤草、白术(炒)、枸杞、墨旱莲、补骨脂(盐制)	补肝健脾,益气养血。用于肝肾不足,气血亏虚所致的再生障碍性贫血

175

序号	药品名称	处方来源	处方	功效主治
76	养胃舒颗粒	卫生部药品标准中药成方制剂第十八册	党参、白术(炒)、黄精(蒸)、山药、干姜、菟丝子、陈皮、玄参、乌梅、山楂(炒)、北沙参	益气固本,滋阴养胃,调理中焦,行气消导。用于气阴两虚引起的胃脘灼热胀痛,手足心热,口干,口苦,纳差等症,及慢性萎缩性胃炎、慢性胃炎有上述证候者
77	抗衰灵膏	卫生部药品标准中药成方制剂第十二册	黄芪40 g,白术20 g,枸杞子40 g,地黄20 g,桑椹40 g,菟丝子20 g,茯神40 g,熟地黄10 g,芡实40 g,麦冬10 g,党参20 g,莲子10 g,黄精20 g,山茱萸10 g,何首乌20 g,甘草10 g,五味子20 g,山药10 g,玉竹20 g,柏子仁10 g,紫河车20 g,龙眼肉10 g,葡萄干20 g,丹参10 g,黑豆20 g,乌梅4 g	滋补肝肾,健脾养血,宁心安神,润肠通便。用于头晕眼花,精力衰竭,失眠健忘,各种原因引起的身体虚弱
78	补脑安神片	卫生部药品标准中药成方制剂第十二册	当归110 g,何首乌(制)146 g,女贞子146 g,酸枣仁(生,炒各半)73 g,黄精(蒸)140 g,茯苓73 g,合欢皮110 g,墨旱莲73 g,朱砂18 g,远志12 g,桑叶12 g	补肝益肾,养血安神。用于肝肾不足所致头痛眩晕,心悸不宁,失眠多梦,健忘等症
79	人参药酒	卫生部药品标准中药成方制剂第十三册	黄精(蒸)1 250 g,高良姜500 g,莱菔子(炒)200 g,鹿角胶85 g,白术(炒)200 g,鲜人参3 360 g,苍术(炒)200 g,陈皮750 g,淫羊藿100 g,肉桂100 g,红花65 g,丁香65 g,黄芪1 000 g,五味子200 g	补气养血,暖胃散寒。用于气血两亏,神疲乏力,胃寒作痛,食欲不振等症

序号	药品名称	处方来源	处 方	功效主治
80	玉金方片	卫生部药品标准中药成方制剂第十三册	人参、海马、何首乌(制)干浸膏、黄精干浸膏、猕猴桃原汁干粉、猪脑粉、盐酸普鲁卡因、苯甲酸、偏重亚硫酸钾、维生素B₁、维生素E、磷酸三钙、维生素C	补益元气,滋补肝肾,调气和血。主治因元气亏虚,肝肾不足所致的心悸、胸痹,用于冠心病,动脉硬化,高脂血症,高血糖症及精力不足,老年斑,早衰症等
81	玉金方胶囊	卫生部药品标准中药成方制剂第十三册	人参、海马、何首乌(制)干浸膏、黄精干浸膏、猕猴桃原汁干粉、猪脑粉、盐酸普鲁卡因、苯甲酸、偏重亚硫酸钾、维生素B₁、维生素E、磷酸三钙、维生素C	补益元气,滋补肝肾,调气和血。主治因元气亏虚,肝肾不足所致的心悸、胸痹,用于冠心病,动脉硬化,高脂血症,高血糖症及精力不足,老年斑,早衰症等
82	降脂灵胶囊	卫生部药品标准中药成方制剂第十三册	普洱茶100 g,刺五加100 g,山楂100 g,莱菔子50 g,荷叶50 g,葛根50 g,菊花50 g,黄芪50 g,黄精50 g,何首乌100 g,茺蔚子50 g,杜仲50 g,大黄(酒制)30 g,三七50 g,槐花100 g,桑寄生50 g	消食,降血脂,通血脉,益气血。用于动脉硬化症,高脂血症等。
83	参麦颗粒	卫生部药品标准中药成方制剂第十三册	红参2 g,南沙参27 g,麦冬45 g,黄精27 g,山药34 g,枸杞子14 g	养阴生津。用于面黄肌瘦,津少口渴,腰膝酸软,食欲不振,头晕眼花,心悸气短,神经衰弱等症

序号	药品名称	处方来源	处 方	功效主治
84	参茸延龄片	卫生部药品标准中药成方制剂第十三册	核桃仁25 g,龟甲(制)25 g,枸杞子25 g,何首乌(制)100 g,紫河车1具,乳香(炒)12.5 g,黄芪50 g,韭菜子(炒)200 g,五味子50 g,蛤蚧(去头足)2对,地龙25 g,红参50 g,淫羊藿(羊脂油制)150 g,鹿茸(去毛)5 g,鹿角霜50 g,菟丝子(酒制)25 g,巴戟天25 g,黄精(蒸)100 g,沉香12.5 g,补骨脂(盐制)200 g,仙茅50 g,鹿角胶25 g,没药(炒)12.5 g	滋阴壮阳,调补气血。用于身体虚瘦,耗神过度,肾亏阳痿,腰疼背痛,四肢倦怠等症
85	龙虱补肾酒	卫生部药品标准中药成方制剂第十四册	龙虱100 g,肉苁蓉1.56 g,覆盆子1.56 g,党参(饭制)1.56 g,莲须2.31 g,枸杞子3 g,杜仲2.31 g,沙苑子1.13 g,白术0.81 g,楮实子1.56 g,黄精1.13 g,黄芪(炙)1.56 g,牛膝1.56 g,菟丝子2.31 g,芡实9.37 g,何首乌(制)2.31 g,甘草(炙)0.63 g,熟地黄3.56 g,大枣20 g,淫羊藿4.69 g,葫芦巴1.13 g	益肾固精。用于肾部亏损,身体虚弱,夜多小便,午夜梦精等症
86	壮腰健身丸	中国药典2020年版一部	酒女贞子24 g,黄精24 g,熟地黄36 g,金樱子24 g,狗脊24 g,何首乌(制)15 g,千斤拔30 g	壮腰健肾。用于腰酸腿软,头晕耳鸣,眼花心悸,阳痿遗精等症
87	补肾益寿胶囊	卫生部药品标准中药成方制剂第十四册	红参、珍珠、灵芝、何首乌(制)、枸杞子、淫羊藿、丹参、甘草、黄精	补肾益气,能调节老年人免疫功能趋于正常,延缓机体衰老。用于失眠,耳鸣,腰酸,健忘,倦怠,胸闷气短,夜尿频数,性功能减退等症

序号	药品名称	处方来源	处方	功效主治
88	复方滋补力膏	卫生部药品标准中药成方制剂第十四册	党参160 g,熟地黄40 g,黄精80 g,枸杞子40 g,何首乌40 g	益气、滋阴、补肾。用于气血不足,肾虚,体力衰弱,腰酸肢软,耳鸣眼花等症
89	桂龙药酒	卫生部药品标准中药成方制剂第十四册	肉桂叶300 g,土茯苓30 g,红药100 g,过岗龙100 g,红杜仲53 g,玉郎伞10 g,土生地10 g,三爪龙60 g,白芷2 g,老鸦嘴13 g,千斤拔20 g,砂仁2 g,黄精5 g,牛大力80 g,高山龙375 g,川芎2 g,大芦45 g,土甘草69 g,青藤45 g,五爪龙60 g,万筋藤10 g,首乌藤150 g,当归藤165 g,四方藤55 g,温姜75 g,狮子尾30 g,九牛力30 g,黑老虎根165 g	祛风除湿,舒筋活络,温肾补血。用于风湿骨痛,慢性腰腿痛,肾阳不足、气血亏虚引起的贫血,失眠多梦,气短,心悸,多汗,厌食,腹胀,尿频等症
90	强力健身胶囊	卫生部药品标准中药成方制剂第十四册	鸡血藤277 g,黄精55 g,金樱子(盐水制)55 g,牛大力249 g,女贞子(盐水制)55 g,鸡睾丸44 g,菟丝子(盐水制)55 g,甘草166 g,远志(甘草制)111 g,独脚球166 g,肉苁蓉(盐水制)55 g,黑老虎根138 g,熟地黄138 g,淫羊藿111 g,蚕蛾(炒)11 g	益肾,养血,熄风。用于肝肾亏损,阴血不足,头晕目眩,面色萎黄,健忘失眠,肾虚腰痛等症
91	健肾壮腰丸	卫生部药品标准中药成方制剂第十五册	女贞子(酒蒸)75 g,黄精75 g,狗脊75 g,金樱子75 g,千斤拔93.8 g,何首乌(制)46.9 g,熟地黄112.6 g	健肾壮腰。用于腰酸腿软,头昏耳鸣,眼花心悸,阳痿遗精等症
92	精乌胶囊	卫生部药品标准中药成方制剂第十五册	何首乌(制)500 g,黄精(制)500 g,女贞子(酒蒸)250 g,墨旱莲250 g	补肝肾,益精血,壮筋骨。用于失眠多梦,耳鸣健忘,头发脱落及须发早白

序号	药品名称	处方来源	处方	功效主治
93	精乌颗粒（冲剂）	卫生部药品标准中药成方制剂第十五册	黄精（制）500 g，何首乌（制）500 g，女贞子（制）250 g，墨旱莲250 g	补肝肾，益精血，壮筋骨。用于失眠多梦，耳鸣健忘，头发脱落及须发早白等症
94	延龄长春胶囊	卫生部药品标准中药成方制剂第十七册	鹿茸（去毛）8.7 g，鹿鞭2.5 g，狗鞭5 g，猪睾丸51.3 g，大海米42 g，狗骨60 g，海马53.3 g，蛤蚧（去头足）2 g，熟地黄30.7 g，龟甲胶30 g，黄精（酒制）62 g，何首乌（制）92 g，山茱萸60 g，人参20 g，蛇床子46.7 g，淫羊藿（炙）30.7 g，钟乳石（煅）44 g	补肾壮阳，填精补髓，纳气平喘，用于肾阳不足，精血亏虚，腰膝酸痛，四肢寒冷，体倦乏力，阳痿早泄，须发早白，神疲羸瘦等症
95	益寿强身膏	卫生部药品标准中药成方制剂第十七册	党参（炒）50 g，人参6 g，茯苓50 g，黄芪（炙）40 g，白术（炒）50 g，山药40 g，何首乌（制）50 g，当归50 g，熟地黄100 g，川芎20 g，泽泻25 g，牡丹皮25 g，牛膝25 g，白芍40 g，杜仲叶60 g，续断25 g，阿胶6 g，红花10 g，三七6 g，炙甘草12 g，黄精（制）24 g，陈皮2.5 g	补气养血，滋补肝肾，养心安神，强筋健骨，健脾开胃。用于体虚气弱，食欲不振，腰膝酸软，神疲乏力，头晕目眩，失眠健忘，年老体弱等症
96	遐龄颗粒	卫生部药品标准中药成方制剂第十七册	三七20 g，何首乌（制）30 g，枸杞子30 g，山楂50 g，黄精（制）50 g，菟丝子50 g，菊花30 g，黑芝麻（炒）30 g，楮实子30 g，桑椹清膏80 g	滋补肝肾，生精益髓。用于肝肾亏损，精血不足引起的神疲体倦、失眠健忘、阳痿早泄、腰膝酸软等症
97	丹田降脂丸	卫生部药品标准中药成方制剂第十八册	丹参、三七、何首乌、人参、川芎、泽泻、当归、黄精、肉桂、淫羊藿、五加皮	活血化瘀，健脾补肾，能降低血清脂质，改善微循环。用于高血脂症

中益黄精

序号	药品名称	处方来源	处方	功效主治
98	古汉养生精	卫生部药品标准中药成方制剂第十八册	人参、黄芪（蜜炙）、金樱子肉、枸杞子、女贞子（制）、菟丝子、淫羊藿、白芍、甘草（蜜炙）、麦芽（炒）、黄精（制）、蜂蜜（精制）	滋肾益精，补脑安神。用于头晕心悸，目眩耳鸣，健忘失眠，阳痿遗精，疲乏无力。亦可用于脑动脉硬化，冠心病，前列腺增生，更年期综合征，病后虚弱等
99	无敌药酒	卫生部药品标准中药成方制剂第十九册	黄芪、当归、熟地黄、赤芍、人参、白术、菟丝子、川芎、杜仲、桂枝、肉桂、桃仁、覆盆子、女贞子、金樱子、葫芦巴、骨碎补、肉苁蓉、血竭、白芷、枸杞子、乳香（制）、没药（制）、炮象皮、穿山甲、桑寄生、续断、熟地黄、细辛、紫丹参、牡丹皮、黄精（制）、葛根、三棱、地龙、鸡血藤膏、木瓜、丝瓜络、秦艽	气血双补、滋补肝肾，强筋健骨，止痛消肿，祛风除湿。用于急、慢性扭挫伤，风湿关节炎，痛风，骨质增生，肩背腰痛，骨折，老年体虚，腰酸腿痛
100	古汉养生颗粒	卫生部药品标准中药成方制剂第十九册	人参、黄芪（蜜炙）、金樱子、枸杞子、女贞子、菟丝子、淫羊藿、白芍、甘草（蜜炙）、麦芽（炒）、黄精（制）	滋肾益精，补脑安神。用于头晕心悸，目眩耳鸣，健忘失眠，阳痿遗精，疲乏无力，病后虚弱等症
101	参芪博力康片	卫生部药品标准中药成方制剂第十九册	人参120 g，淫羊藿120 g，菟丝子195 g，黄芪210 g，灵芝120 g，首乌（制）120 g，黄精90 g，麦冬135 g，当归75 g，知母（盐炒）75 g，黄柏（盐炒）75 g，天花粉90 g，五味子75 g	益气养血，滋阴补阳。用于气血不足，阴阳虚损，体倦乏力，食欲不振，心悸失眠，腰膝酸软，盗汗遗精等症
102	复方乌鸡酒	卫生部药品标准中药成方制剂第二十册	乌鸡20 g，当归8 g，桑寄生5 g，红枣20 g，黄精8 g，益母草流浸膏5 g	补脾益肾，和血调经。用于脾肾两虚，月经不调，产后血虚诸症

序号	药品名称	处方来源	处 方	功效主治
103	复方鹿茸酒	卫生部药品标准中药成方制剂第二十册	鹿茸 8.5 g, 淫羊藿 40 g, 黄精 50 g, 山药 25 g	补肾壮阳,益气润肺。用于腰膝痿软,心悸气短,肺虚咳嗽,脾虚腹泻等症
104	复方蛤蚧口服液	卫生部药品标准中药成方制剂第二十册	蛤蚧、黄芪、枸杞子、肉苁蓉、杜仲、黄精(制)、狗脊、巴戟天、白术、白芍、熟地黄、茯苓、山药、党参、鸡(除毛、皮、脚、翅及内脏)	补肝肾,益精血,壮筋骨。用于气血两亏,身体虚弱,精神不振,失眠健忘等症
105	华佗延寿酒	卫生部药品标准中药成方制剂第二十册	枸杞子 100 g, 黄精(制)80 g, 天冬 60 g, 苍术(漂)80 g, 松叶 100 g, 狗脊 60 g	益脾肺,养肝肾,强筋骨,补虚损,用于身体虚弱,筋骨不健,头昏目暗,腰膝酸软等症
106	防衰益寿丸	卫生部药品标准中药成方制剂第二十册	人参、党参、五味子(醋炙)、当归、远志(甘草炙)、黄芪(蜜炙)、白术(麸炒)、枸杞子、甘草(蜜炙)、山茱萸(酒炙)、玉竹、龙眼肉、白及、银耳、熟地黄、淡菜、松子仁、丹参、沉香、三七、鹿角、龟甲(砂烫醋淬)、莲子、核桃仁、淫羊藿(羊油炙)、山药、陈皮、砂仁、黄柏、黄连、沙苑子、黄芩、墨旱莲、枳实(炒)、石菖蒲、巴戟天(甘草炙)、鱼鳔、海参、何首乌(黑兰酒炙)、大枣、地黄、牛黄、肉桂、鹿筋、黄精(酒炙)、补骨脂(盐炙)、白芍、乌梅肉、菟丝子、柏子仁、冬虫夏草、阿胶、茯苓、诃子肉、女贞子(酒炙)、肉苁蓉(酒炙)、荜澄茄、柴胡、枳壳(麸炒)	滋阴助阳,培元固本。用于脏腑功能失调,气血阴阳俱损,面色无华,心悸怔忡,气短懒言,神疲乏力,动辄作喘,喜出长气,畏寒肢冷,健忘失眠,多梦,五心烦热,盗汗或自汗,头目眩晕,食欲不振,便溏或便秘,月经不调,小便颇频或夜尿多等症

序号	药品名称	处方来源	处方	功效主治
107	补金片	卫生部药品标准中药成方制剂第二十册	陈皮12.5 g,哈蟆油12.5 g,鹿角胶7.5 g,乌梢蛇(去头,炒)18.8 g,紫河车62.5 g,鸡蛋黄油12.5 g,桔梗18.8 g,龟甲胶6.3 g,百部(蜜炙)31.3 g,浙贝母12.5 g,红参12.5 g,白及31.3 g,黄精(蒸)31.3 g,茯苓12.5 g,蛤蚧(去头、足)5 g,麦冬18.8 g,核桃仁18.8 g,当归12.5 g	补肾益肺,健脾化痰,止咳平喘,用于肺结核,慢性支气管炎,肺气肿,肺心病缓解期
108	益肾强身丸	卫生部药品标准中药成方制剂第二十册	茯苓,黄芪(蜜炙),芡实(麸炒),熟地黄,黑芝麻,侧柏叶,黄精(酒炙),黑豆,山药,龙骨(煅),琥珀,紫河车,珍珠,何首乌(黑豆酒炙),核桃仁,天冬,麦冬,玄参,大青盐,大枣	益肾填精、补气养血。用于肾精不足,气血两虚,胸闷气短,失眠健忘,腰酸腿软,全身乏力,脑力减退,须发早白
109	强肝丸(浓缩蜜丸)	卫生部药品标准中药成方制剂第二十册	当归60 g,白芍60 g,丹参150 g,郁金60 g,黄芪150 g,党参60 g,泽泻60 g,黄精60 g,地黄45 g,山药60 g,山楂(去核,炒)75 g,神曲90 g,茵陈60 g,板蓝根45 g,秦艽30 g,甘草30 g	补脾养血,益气解郁,利湿清热。用于气血不足的肝郁,脾虚肾虚性慢性肝炎
110	金关片	新药转正标准第8册	本品为雷公藤、续断、山药、细辛、附子(制)、茯苓、桑枝、桂枝、鹿角霜、秦艽、丹参、枸杞子、牛膝、鸡血藤、黄精、淫羊藿、薏苡仁、黄芪等药味经加工制成的片剂	补益肝肾,祛寒止痛,活血通络。主治肝肾不足、寒湿凝聚、瘀血阻络之顽痹,症见:屈伸不利,久痛不已,遇寒加重,畏寒肢冷;腰膝酸软,气短,倦怠,舌质淡或暗红,或有瘀斑,苔白,脉弦细或弦紧等,适用于类风湿性关节炎,强直性脊柱炎见有上述证候者

序号	药品名称	处方来源	处 方	功效主治
111	健儿口服液	新药转正标准第16册	本品为黄芪, 黄精, 茯苓, 五味子, 浮羊藿, 牡蛎等药味经加工制成的液体	扶正祛邪, 固表止汗, 健脾和胃。用于脾虚胃弱引起的少食, 多汗, 睡眠不宁
112	健延龄胶囊	新药转正标准第17册	本品为熟地黄、何首乌(制)、黄精、西洋参、天冬、麦冬、紫河车、珍珠、琥珀、龙骨等药味经加工制成的胶囊	填精髓, 养气血, 调脏腑, 固本元。用于精气虚乏、阴血亏损所致神疲乏力, 食欲减退, 健忘失眠, 头晕耳鸣等及放、化疗后白细胞减少症、高脂血症见上述证候者
113	六味枸杞糖浆	卫生部药品标准藏药第一册	枸杞子100 g, 天门冬500 g, 西藏棱子芹500 g, 黄精500 g, 茅膏菜500 g, 喜马拉雅紫茉莉500 g, 蔗糖2 250 g, 苯甲酸钠9 g, 枸橼酸9 g, 加水4 500mL	补血, 消肿; 用于肾寒, 虚"培根寒", 浮肿引起的贫血及妇科病等
114	巴桑母酥油丸	卫生部药品标准藏药第一册	诃子175 g, 毛诃子150 g, 余甘子125 g, 黄精160 g, 天冬160 g, 西藏棱子芹160 g, 蒺藜160 g, 喜马拉雅紫茉莉160 g	壮阳益肾, 养心安神, 强筋骨。用于心悸失眠, 脾胃不和, 老年虚弱, 经络不利, 肢体僵直, 肾虚, 阳痿不举, 虚损不足症
115	石榴日轮丸	卫生部药品标准藏药第一册	石榴籽250 g, 冬葵果80 g, 肉桂70 g, 天门冬100 g, 黄精50 g, 西藏棱子芹150 g, 荜茇30 g, 喜马拉雅紫茉莉100 g, 红花100 g, 蒺藜150 g, 豆蔻40 g	温补胃肾。用于消化不良, 腰腿冷痛, 小便频数, 脚背浮肿, 阳痿, 遗精等症

序号	药品名称	处方来源	处 方	功效主治
116	六味枸杞口服液	新药转正标准第29册	枸杞子、天冬、西藏棱子芹、黄精、茅膏菜、喜马拉雅紫茉莉	补"旅送",益气养血。用于柏龙型贫血及缺铁性贫血,失血性贫血所致的身体虚弱,面色萎黄,头晕眼花,心悸失眠等症
117	强肝胶囊	新药转正标准第35册	茵陈、板蓝根、当归、白芍、丹参、郁金、黄芪、党参、泽泻、黄精、地黄、山药、山楂、六神曲、秦艽、甘草	清热利湿,补脾养血,益气解郁。用于慢性肝炎,早期肝硬化,脂肪肝,中毒性肝炎等
118	肾炎舒胶囊	新药转正标准第37册	苍术、茯苓、白茅根、防己、生晒参(去芦)、黄精、菟丝子、枸杞子、金银花、蒲公英	益肾健脾,利水消肿。用于治疗脾肾阳虚型肾炎引起的水肿、腰痛、头晕、乏力等症
119	津力达口服液	新药转正标准第39册	人参、黄精(制)、苍术(炒)、苦参、麦冬、地黄、何首乌(制)、山茱萸、茯苓、佩兰、黄连、知母、淫羊藿(炙)、丹参、葛根、荔枝核、地骨皮	益气养阴,健脾运津。用于消渴病气阴两虚证,症见:口渴多饮,消谷易饥,尿多,形体渐瘦,倦怠乏力,自汗盗汗,五心烦热,便秘等。2型糖尿病见上述证候者也可使用
120	肝络欣丸	国家药品标准	蚂蚁300 g,黄芪40 g,人参20 g,枸杞子20 g,黄精20 g,丹参60 g,白术20 g,地黄60 g,赤芍20 g,当归20 g,蒲公英60 g,虎杖30 g,秦艽20 g,苍术20 g,猪苓20 g,陈皮20 g,山楂(焦)20 g,六神曲(焦)20 g,麦芽(焦)20 g,青皮20 g	益气补肾,活血养肝,行滞化湿。用于慢性乙型肝炎气阴两虚,湿瘀阻络证,症见:胁肋隐痛,经久难愈,腹胀纳差,脘痞泛恶,倦怠乏力,腰膝酸软,口干,面色黯滞等

序号	药品名称	处方来源	处方	功效主治
121	五根散	卫生部药品标准藏药第一册	西藏棱子芹100 g,喜马拉雅紫茉莉100 g,蒺藜100 g,黄精100 g,天冬100 g	干黄水。用于寒性黄水病,关节肿胀
122	补肾丸	卫生部药品标准藏药第一册	牛睾丸100 g,马睾丸100 g,羊睾丸100 g,鹿鞭100 g,驴鞭100 g,手参150 g,黄精150 g,枸杞200 g,甘草200 g	补肾强身。用于神衰倦怠,头晕心悸,眼花耳聋,阳痿少精等症
123	滋补酥油丸	卫生部药品标准藏药第一册	诃子500 g,土当归280 g,毛诃子380 g,手参50 g,余甘子400 g,人参15 g,天冬280 g,冬虫夏草100 g,刺蒺藜280 g,鹿茸100 g,茅膏菜700 g,蜂蜜(制)2500 g,黄精250 g,鲜酥油7500 g,喜马拉雅紫茉莉250 g	补肾,益智,光泽皮肤。用于肾虚,白带过多及虚症等
124	二十五味茶丸	卫生部药品标准藏药第一册	儿茶100 g,诃子100 g,毛诃子125 g,余甘子100 g,西藏棱子芹50 g,黄精40 g,天冬40 g,喜马拉雅紫茉莉25 g,蒺藜30 g,乳香50 g,决明子50 g,黄葵子35 g,宽筋藤100 g,荜茇30 g,铁粉(制)15 g,渣驯膏50 g,铁棒锤40 g,麝香1 g,藏菖蒲50 g,木香50 g,水牛角15 g,珍珠母23 g,甘肃棘豆40 g,扁刺蔷薇50 g,秦艽花30 g	祛风除痹,消炎止痛,干黄水。用于"白脉"病,痛风、风湿性关节炎,关节肿痛变形,四肢僵硬,黄水病,"冈巴"病等
125	古汉养生精片	中国药典2020年版一部	人参、炙黄芪、金樱子、枸杞子、女贞子、菟丝子、淫羊藿、白芍、炙甘草、麦芽(炒)、黄精(制)	补气,滋肾,益精。用于气阴亏虚、肾精不足所致的头晕、心悸、目眩、耳鸣、健忘、失眠、阳痿遗精、疲乏无力;脑动脉硬化、冠心病、前列腺增生、更年期综合征、病后体虚见上述证候者

序号	药品名称	处方来源	处方	功效主治
126	冯了性风湿跌打药酒	中国药典2020年版一部	丁公藤2500 g,桂枝75 g,麻黄93.8 g,羌活7.5 g,当归7.5 g,川芎7.5 g,白芷7.5 g,补骨脂7.5 g,乳香7.5 g,猪牙皂7.5 g,陈皮33.1 g,苍术7.5 g,厚朴7.5 g,香附7.5 g,木香7.5 g,枳壳50 g,白术7.5 g,山药7.5 g,黄精20 g,菟丝子7.5 g,小茴香7.5 g,苦杏仁7.5 g,泽泻7.5 g,五灵脂7.5 g,蚕沙16.2 g,牡丹皮7.5 g,没药7.5 g	祛风除湿,活血止痛。用于风寒湿痹,手足麻木,腰腿酸痛,跌扑损伤,瘀滞肿痛等症
127	降脂灵片	中国药典2020年版一部	何首乌(制)222 g,枸杞子222 g,黄精296 g,山楂148 g,决明子44 g	补肝益肾,养血明目。用于肝肾不足型高脂血症,症见头晕、目眩、须发早白
128	降糖甲片	中国药典2020年版一部	黄芪428.4 g,酒黄精428.4 g,地黄428.4 g,太子参428.4 g,天花粉428.4 g	补中益气,养阴生津。用于气阴两虚型消渴症(非胰岛素依赖型糖尿病)
129	活血通脉片	中国药典2020年版一部	鸡血藤91 g,桃仁18 g,丹参91 g,赤芍45 g,红花36 g,降香36 g,郁金45 g,三七91 g,川芎27 g,陈皮91 g,木香36 g,石菖蒲45 g,枸杞子91 g,酒黄精182 g,人参45 g,麦冬91 g,冰片9 g	行气活血,通脉止痛。用于冠心病、心绞痛、气滞血瘀证
130	健脑安神片	中国药典2020年版一部	酒黄精47 g,淫羊藿39 g,枸杞子16 g,鹿茸0.8 g,鹿角胶2 g,鹿角霜5 g,红参2 g,大枣(去核)16 g,茯苓8 g,麦冬8 g,龟甲4 g,酸枣仁(炒)8 g,南五味子31 g,制远志16 g,熟地黄8 g,苍耳子31 g	滋补强壮,镇静安神。用于神经衰弱,头痛,头晕,健忘失眠,耳鸣等症

序号	药品名称	处方来源	处方	功效主治
131	脂脉康胶囊	中国药典2020年版一部	普洱茶100 g,刺五加100 g,山楂100 g,莱菔子50 g,荷叶50 g,葛根50 g,菊花50 g,黄芪50 g,黄精50 g,何首乌100 g,茺蔚子50 g,杜仲50 g,大黄酒制30 g,三七50 g,槐花100 g,桑寄生50 g	消食,降脂,通血脉,益气血。用于瘀浊内阻、气血不足所致的动脉硬化症、高脂血症
132	安康欣胶囊	国家药品标准修订件	半枝莲、山豆根、夏枯草、蒲公英、鱼腥草、石上柏、枸杞子、穿破石、人参、黄芪、鸡血藤、灵芝、黄精、白术、党参、淫羊藿、菟丝子、丹参	活血化瘀,软坚散结,清热解毒,扶正固本。用于肺癌、胃癌、肝癌等肿瘤的辅助治疗
133	补肾健胃二十一味丸	卫生部药品标准蒙药分册	石榴45 g,玉竹40 g,天冬40 g,肉桂40 g,紫硇砂30 g,人参30 g,小蜀季30 g,沉香25 g,肉豆蔻25 g,黄精25 g,五灵脂25 g,白葡萄25 g,红花25 g,天花粉20 g,荜菝15 g,手掌参15 g,白豆蔻15 g,广枣10 g,草果10 g,蒺藜(微炒)20 g,寒水石(奶制)20 g	祛寒,健胃,补肾壮阳。用于食积胃胀,胸满头晕,肾寒,水肿,腰腿痛,尿频等症
134	补肾益寿片	新药转正标准第79册	红参、何首乌(制)、枸杞子、淫羊藿、黄精、灵芝、珍珠、丹参、甘草	补肾益气,能调节老年人免疫功能趋于正常,延缓机体衰老。用于失眠,耳鸣,腰酸,健忘,倦怠,胸闷气短,夜尿频数,性功能减退等症

序号	药品名称	处方来源	处　方	功效主治
135	风湿痛药酒（风湿骨痛药酒）	卫生部药品标准中药成方制剂第二册	石南藤 2812 g,麻黄 94 g,枳壳 75 g,桂枝 75 g,蚕沙 24 g,黄精 30 g,陈皮 50 g,厚朴 11 g,苦杏仁 11 g,泽泻 11 g,山药 11 g,苍术 11 g,牡丹皮 11 g,川芎 11 g,白术 11 g,白芷 11 g,木香 11 g,石耳 11 g,羌活 11 g,小茴香 11 g,猪牙皂 11 g,补骨脂 11 g,香附 11 g,菟丝子 11 g,没药 11 g,当归 11 g,乳香 11 g	祛风除湿,活络止痛。用于风湿骨痛,手足麻木,腰痛腿痛,跌打损伤
136	红鹿参片	新药转正标准第83册	红参、鹿茸、人参茎叶总皂苷、何首乌、黄精、丹参、山楂、大黄(酒制)	补益气血,活血通滞。用于轻、中度血管性痴呆,中医辨证属于脾肾两虚、血脉淤阻证者,症见健忘、语言颠倒、神情呆滞、肢体麻木不遂、智能减退等
137	降糖甲颗粒	新药转正标准第53册	黄芪、黄精(酒制)、地黄、太子参、天花粉	益气、养阴、生津。用于气阴两虚型消渴病(非胰岛素依赖型糖尿病),症见:口渴多饮,五心烦热,乏力多汗,心慌气短等
138	降糖舒片	新药转正标准第88册	人参、枸杞子、黄芪、刺五加、黄精、益智仁、牡蛎、地黄、熟地黄、葛根、丹参、荔枝核、知母、生石膏、芡实、山药、玄参、五味子、麦冬、乌药、天花粉、枳壳	滋阴补肾,生津止渴。用于糖尿病及糖尿病引起的全身综合征

序号	药品名称	处方来源	处方	功效主治
139	降脂灵颗粒	中国药典2020年版一部	何首乌（制）369.8 g，枸杞子369.8 g，黄精493.1 g，山楂246.6 g，决明子73.3 g	补肝益肾，养血明目，用于肝肾不足型高脂血症，症见头晕、目眩、须发早白
140	津力达颗粒	中国药典2020年版一部	人参184.5 g，黄精244.5 g，苍术（麸炒）122.2 g，苦参100 g，麦冬244.5 g，地黄184.5 g，何首乌（制）149 g，山茱萸244.5 g，茯苓149 g，佩兰100 g，黄连100 g，知母122.2 g，炙淫羊藿100 g，丹参160 g，粉葛244.5 g，荔枝核244.5 g，地骨皮149 g	益气养阴，健脾运津。用于2型糖尿病气阴两虚证，症见：口渴多饮，消谷易饥，尿多，形体渐瘦，倦怠乏力，自汗盗汗，五心烦热，便秘等
141	暖宫七味散	卫生部药品标准蒙药分册	白豆蔻300 g，天门冬50 g，手掌参50 g，沉香50 g，肉豆蔻50 g，黄精50 g，丁香50 g	调经养血，暖宫止带。用于心、肾"赫依"病，气带腰痛，小腹冷痛，月经不调，白带过多
142	七味消渴胶囊	新药转正标准第66册	黄芪、蚕蛾、黄精（酒制）、枸杞子、葛根、天花粉、大黄（酒制）	滋阴壮阳，益气活血。用于消渴病（糖尿病2型），阴阳两虚兼气虚血淤证
143	苁蓉润肠口服液	新药转正标准第51册	炙黄芪、肉苁蓉、白术、太子参、地黄、玄参、麦冬、当归、黄精（制）、桑椹、黑芝麻、火麻仁、郁李仁、枳壳（麸炒）、蜂蜜	益气养阴，健脾滋肾，润肠通便。用于气阴两虚，脾肾不足，大肠失于濡润而致的虚证便秘
144	肾炎舒颗粒	新药转正标准第53册	苍术、茯苓、白茅根、防己、生晒参（去芦）、黄精、菟丝子、枸杞子、金银花、蒲公英	益肾健脾，利水消肿。用于治疗脾肾阳虚型肾炎引起的浮肿、腰痛、头晕、乏力等症

序号	药品名称	处方来源	处方	功效主治
145	升阳十一味丸	卫生部药品标准蒙药分册	石榴100 g,蒺藜(微炒)30 g,荜菱40 g,益智50 g,冬葵果30 g,肉桂10 g,黄精30 g,红花30 g,天冬30 g,玉竹40 g,天花粉30 g	温肾,利水,消食,燥"协日乌素"。用于胃寒,消化不良,浮肿,水肿,肾寒腰痛,遗精淋下,寒性腹泻,宫寒带多
146	舒冠颗粒	新药转正标准第81册	何首乌(制)、川芎、黄精(制)、红花、淫羊藿、醋五灵脂、丹参	养阴活血,益气温阳。用于防治冠心病,心绞痛,动脉粥样硬化,高脂血症及抗血栓形成等
147	糖维胶囊	新药转正标准第71册	黄芪、西洋参、黄精、天花粉、葛根、黄连、丹参、格列本脲	益气养阴,化瘀清热。用于气阴两虚夹瘀所致消渴,症见倦怠乏力,自汗,口渴喜饮,心烦,溲赤,舌暗或有瘀斑,舌干少津,苔薄或花剥,脉细数;2型糖尿病见上述证候者
148	稳心胶囊	中国药典2020年版一部	党参675 g,黄精900 g,三七135 g,琥珀90 g,甘松450 g	益气养阴,活血化瘀。用于气阴两虚,心脉瘀阻所致的心悸不宁、气短乏力、胸闷胸痛;室性早搏、房性早搏见上述证候者
149	稳心片	中国药典2020年版一部	党参675 g,黄精900 g,三七135 g,琥珀90 g,甘松450 g	益气养阴,活血化瘀。用于气阴两虚,心脉瘀阻所致的心悸不宁、气短乏力、胸闷胸痛;室性早搏、房性早搏见上述证候者

序号	药品名称	处方来源	处方	功效主治
150	养胃舒软胶囊	新药转正标准第87册	党参、陈皮、黄精(蒸)、山药、干姜、菟丝子、白术(炒)、玄参、乌梅、山楂、北沙参	扶正固本,滋阴养胃,调理中焦,行气消导。用于慢性萎缩性胃炎、慢性胃炎所引起的胃脘灼热胀痛,手足心热,口干、口苦,纳差,消瘦等症
151	蚁参护肝口服液	新药转正标准第71册	蚂蚁、丹参、黄芪、黄精	益气养阴,通络化瘀。用于慢性乙型肝炎气阴两虚兼瘀血阻络证,症见胁肋隐痛、倦怠乏力、纳食不香、潮热、口干、面色黯滞等症
152	抑亢散	新药转正标准第81册	羚羊角、延胡索(醋炙)、石决明、女贞子、白芍、青皮(醋炙)、黄精、地黄、天竺黄、香附、黄药子、桑椹、玄参、天冬	育阴潜阳,豁痰散结,降逆和中,用于瘿病(甲状腺功能亢进)引起的突眼,多汗心烦,心悸怔忡,口渴,多食,肌体消瘦,四肢震颤等症
153	益肾养元颗粒	新药转正标准第81册	何首乌、狗脊、金樱子、补骨脂、黄精、当归、菟丝子、陈皮	补益肝肾,健脾益气。用于肝肾不足,脾气虚弱,面色萎黄,倦怠纳差,腰膝酸痛等症

序号	药品名称	处方来源	处　方	功效主治
154	再造生血胶囊	中国药典2020年版一部	菟丝子(酒制)85 g,红参25.5 g,鸡血藤59.5 g,阿胶25.5 g,当归42.5 g,女贞子25.5 g,黄芪42.5 g,益母草25.5 g,熟地黄42.5 g,白芍25.5 g,何首乌(制)42.5 g,淫羊藿25.5 g,酒黄精34 g,鹿茸(去毛)2.55 g,党参34 g,麦冬25.5 g,仙鹤草34 g,白术(麸炒)25.5 g,盐补骨脂25.5 g,枸杞子34 g,墨旱莲25.5 g	补肝益肾,补气养血。用于肝肾不足,气血两虚所致的血虚虚劳,症见心悸气短、头晕目眩、倦怠乏力、腰膝酸软、面色苍白、唇甲色淡或伴出血;再生障碍性贫血、缺铁性贫血见上述证候者
155	障眼明胶囊	新药转正标准第82册	石菖蒲、青葙子、车前子、菟丝子、密蒙花、关黄柏、决明子、党参、白芍、升麻、川芎、黄芪、肉苁蓉、蔓荆子、山茱萸、蕤仁(去内果皮)、黄精、葛根、枸杞子、甘草、菊花、熟地黄	益肝肾,退翳明目。用于初期及中期老年性白内障
156	珍芪降糖胶囊	新药转正标准第81册	珍珠、地黄、蝉蜕、青皮、黄芪、天花粉、鸡内金、葛根、黄精、麦冬、山药、黄芩、石斛、沙苑子	益气养阴,清热生津。用于气阴两虚,肺胃有热之消渴症
157	志苓胶囊	新药转正标准第78册	黄芪、北沙参、白术、白英、陈皮(制)、甘草、吲哚美辛、女贞子、麦冬、茯苓、仙鹤草、山药、醋酸地塞米松、黄精(制)、党参、绞股蓝、远志(去心)、芡实、螺内酯、法莫替丁、地西泮	益气健脾,滋阴润燥。用于缓解肺、胃、食管、肝、结肠、直肠、乳腺等晚期癌症出现的发热、疼痛、咳嗽、气喘、食欲不振、失眠、神疲乏力、体重减轻等症状

序号	药品名称	处方来源	处方	功效主治
158	古汉养生精口服液	中国药典2020年版一部	人参、炙黄芪、金樱子、枸杞子、女贞子(制)、菟丝子、淫羊藿、白芍、炙甘草、麦芽(炒)、黄精(制)	补气,滋肾,益精。用于气阴亏虚、肾精不足所致的头晕、心悸、目眩、耳鸣、健忘、失眠、阳痿遗精、疲乏无力;脑动脉硬化、冠心病、前列腺增生、更年期综合征、病后体虚见上述证候者
159	古汉养生精颗粒	中国药典2020年版一部	人参、炙黄芪、金樱子、枸杞子、女贞子(制)、菟丝子、淫羊藿、白芍、炙甘草、麦芽(炒)、黄精(制)	补气,滋肾,益精。用于气阴亏虚、肾精不足所致的头晕、心悸、目眩、耳鸣、健忘、失眠、阳痿遗精、疲乏无力;脑动脉硬化、冠心病、前列腺增生、更年期综合征、病后体虚见上述证候者
160	甜梦口服液(甜梦合剂)	中国药典2020年版一部	刺五加53 g,黄精67 g,蚕蛾13 g,桑葚33 g,党参40 g,黄芪40 g,砂仁5 g,枸杞子40 g,山楂160 g,熟地黄27 g,炙淫羊藿27 g,陈皮27 g,茯苓27 g,马钱子(制)1.3 g,法半夏27 g,泽泻40 g,山药27 g	益气补肾,健脾和胃,养心安神。用于头晕耳鸣,视减听衰,失眠健忘,食欲不振,腰膝酸软,心慌气短,中风后遗症;对脑功能减退,冠状血管疾患,脑血管栓塞及脱发也有一定作用

序号	药品名称	处方来源	处方	功效主治
161	糖脉康片	中国药典2020年版一部	黄芪 240 g，地黄 260 g，赤芍 260 g，丹参240 g，牛膝 150 g，麦冬 150 g，葛根 150 g，桑叶 150 g，黄连 50 g，黄精 150 g，淫羊藿 200 g	养阴清热，活血化瘀，益气固肾。用于糖尿病气阴两虚兼血瘀所致的倦怠乏力、气短懒言、自汗、盗汗、五心烦热、口渴喜饮、胸中闷痛、肢体麻木或刺痛、便秘、舌质红少津、舌体胖大、苔薄或花剥或舌黯有瘀斑、脉弦细或细数，或沉涩等症及2型糖尿病并发症见上述证候者
162	糖脉康胶囊	中国药典2020年版一部	黄芪 200 g，地黄 216.7 g，赤芍 216.7 g，丹参200 g，牛膝 125 g，麦冬 125 g，葛根 125 g，桑叶 125 g，黄连 41.7 g，黄精 125 g，淫羊藿 166.7 g	养阴清热，活血化瘀，益气固肾。用于糖尿病气阴两虚兼血瘀所致的倦怠乏力、气短懒言、自汗、盗汗、五心烦热、口渴喜饮、胸中闷痛、肢体麻木或刺痛、便秘、舌质红少津、舌体胖大、苔薄或花剥、或舌黯有瘀斑、脉弦细或细数，或沉涩等症及2型糖尿病并发症见上述证候者

序号	药品名称	处方来源	处 方	功效主治
163	天麻灵芝合剂	注册标准	淫羊藿、黄精(制)、灵芝、天麻、何首乌(制)	补益肝肾,养心安神。用于肝肾不足引起的失眠,头晕、目眩、心悸、腰膝酸软、体虚无力
164	暖宫七味丸	注册标准	黄精 50 g,白豆蔻 300 g,沉香 50 g,手掌参 50 g,天冬 50 g,肉豆蔻 50 g,丁香 50 g	调经养血,温暖子宫,驱寒止痛。用于心、肾脏"赫依"病,气滞腰痛,小腹冷痛,月经不调,白带过多等症
165	杞黄益肾口服液	注册标准	黄芪、黄精、枸杞子、三七、当归、巴戟天、淫羊藿、丹参	温补肾阳,活血化瘀。适用于肾阳虚兼血瘀引起的腰膝酸软,阳痿,夜尿频多,心悸,头晕,胸闷,肢体麻木,四肢乏力等症
166	灵精胶囊	注册标准	决明子(炒)、荷叶、山楂(炒)、葛根、黄精、泽泻、槐花(炒)、丹参、灵芝、至灵菌丝	健脾益肾,化痰祛瘀。用于脾肾两虚、瘀浊阻滞型高脂血症的辅助治疗
167	精苓口服液	注册标准	丹参、百合、龙骨、茯苓、远志、莲子、桑椹、女贞子、黄精、龙眼肉、柏子仁、何首乌(制)	补益心肾,养血调肝。用于儿童面色无华,发育迟缓,注意力不集中,记忆力减退,智力低下等症状的改善
168	降脂灵分散片	注册标准	决明子、山楂、黄精、枸杞子、何首乌(制)	补肝益肾,养血,明目,降脂。用于肝肾阴虚,头晕,目昏,须发早白,高脂血症

序号	药品名称	处方来源	处方	功效主治
169	天麻首乌胶囊	注册标准	黄精、白芍、女贞子、墨旱莲、桑叶、蒺藜(炒)、当归、川芎、丹参、熟地黄、何首乌、白芷、天麻、甘草	滋阴补肾,养血熄风。用于肝肾阴虚所致的头晕目眩、头痛耳鸣、口苦咽干、腰膝酸软、脱发、白发;脑动脉硬化、早期高血压、血管神经性头痛、脂溢性脱发见上述证候者
170	强肝颗粒	注册标准	秦艽、板蓝根、茵陈、六神曲、丹参、山楂、山药、地黄、黄精、泽泻、党参、黄芪、郁金、白芍、当归、甘草	补脾养血,益气解郁,利湿清热。用于慢性肝炎,早期肝硬化,脂肪肝,中毒性肝炎等
171	生精片	注册标准	银杏叶、马鞭草、大血藤、杜仲、覆盆子、金樱子、仙茅、骨碎补、补骨脂、桑椹、何首乌、黄精、淫羊藿、沙苑子、菟丝子、冬虫夏草、人参、枸杞子、鹿茸	补肾益精,滋阴壮阳。用于肾阳不足所致腰膝酸软,头晕耳鸣,神疲乏力,男子无精、少精、弱精、精液不液化等症
172	降糖舒丸	注册标准	天花粉、乌药、麦冬、五味子、玄参、山药、芡实、生石膏、知母、荔枝核、丹参、熟葛根、地黄、牡蛎、益智仁、黄精、刺五加、黄芪、枸杞子、人参、枳壳、熟地黄	滋阴补肾,生津止渴。用于糖尿病及糖尿病引起的全身综合征
173	降糖通脉片	注册标准	地龙、荔枝核、威灵仙、鸡血藤、川牛膝、水蛭、赤芍、益母草、丹参、黄连、葛根、知母、苍术、天花粉、玄参、麦冬、天冬、黄精、黄芪、太子参、川芎	益气养阴,活血化瘀、通经活络。用于气阴不足,瘀血阻络所致消渴,多饮、多食、多尿,消瘦、乏力,以及2型糖尿病见上述证候者

序号	药品名称	处方来源	处 方	功效主治
174	五参芪苓丸	注册标准	三七、连翘、金银花、甘草、龙眼肉、莲子、白术、黄精、赭石、柴胡、丹参、柏子仁、酸枣仁、白芍(酒制)、当归、何首乌、山茱萸、鳖甲、麦冬、天冬、北沙参、牡丹皮、枸杞子、地黄(生)、玄参、茯苓、党参、黄芪、红参、穿山甲、红花、乳香、没药、朱砂、琥珀	补气益血、滋肾养肝、软坚散结
175	补脑安神胶囊	国家药品标准局颁布标准	当归、何首乌(制)、女贞子、酸枣仁(生、炒各半)、黄精(蒸)、茯苓、合欢皮、墨旱莲、朱砂、远志、桑叶	补肝益肾，养血安神。用于肝肾不足所致头痛眩晕，心悸不宁，失眠多梦，健忘等症
176	参竹精颗粒	国家药监局单页标准	手参 100 g，玉竹 100 g，黄精 100 g，何首乌(制)100 g，广枣 600 g	益肾壮阳，滋补强身。用于肾寒、肾虚、精血不足，筋骨酸痛等症
177	气血固本口服液	国家药品标准(修订)颁布件	刺玫果75 g,刺五加75 g,五味子60 g,淫羊藿20 g,巴戟天10 g,菟丝子10 g,女贞子10 g,知母10 g,黄柏10 g,枸杞子10 g,莲子10 g,熟地黄10 g,何首乌(制)10 g,黄精10 g,覆盆子15 g,山药10 g,海松子20 g,酸枣仁10 g,松叶15 g,柏子仁10 g	益气养血,健脾固肾,宁心安神。适用于气血不足,脾肾两虚,心神不宁引起的体倦乏力,头晕耳鸣,食欲不振,腰膝酸软,遗精,盗汗,心悸失眠等症
178	乙肝养阴活血颗粒	中国药典2020年版一部	地黄 66.67 g，北沙参 83.33 g，麦冬 66.67 g，酒女贞子 83.33 g，五味子 55.56 g，黄芪 111.11 g，当归 66.67 g，何首乌(制)83.33 g，白芍 83.33 g，阿胶珠 83.33 g，泽兰 83.33 g，牡蛎 111.11 g，橘红 55.56 g，丹参 111.11 g，川楝子 55.56 g，黄精(蒸)83.33 g	滋补肝肾，活血化瘀。用于肝肾阴虚型慢性肝炎，症见面色晦暗、头晕耳鸣、五心烦热、腰腿酸软、齿鼻衄血、胁下痞块、赤缕红斑、舌质红少苔、脉沉弦、细涩等症

序号	药品名称	处方来源	处方	功效主治
179	天麻首乌片	中国药典2020年版一部	天麻33.75 g,白芷26.25 g,何首乌(制)56.25 g,熟地黄56.25 g,丹参56.25 g,川芎22.5 g,当归75 g,炒蒺藜37.5 g,桑叶37.5 g,墨旱莲75 g,酒女贞子75 g,白芍75 g,黄精(蒸)75 g,甘草11.25 g	滋阴补肾,养血熄风。用于肝肾阴虚所致的头晕目眩、头痛耳鸣、口苦咽干、腰膝酸软、脱发、白发;脑动脉硬化、早期高血压、血管神经性头痛、脂溢性脱发见上述证候者
180	再造生血片	中国药典2020年版一部	菟丝子(酒制)85 g,红参25.5 g,鸡血藤59.5 g,阿胶25.5 g,当归42.5 g,女贞子25.5 g,黄芪42.5 g,益母草25.5 g,熟地黄42.5 g,白芍25.5 g,何首乌(制)42.5 g,淫羊藿25.5 g,黄精34 g,鹿茸(去毛)2.55 g,党参34 g,麦冬25.5 g,仙鹤草34 g,白术25.5 g,补骨脂(盐制)25.5 g,枸杞子34 g,墨旱莲25.5 g	补肝益肾,补气养血。用于肝肾不足、气血两虚所致的血虚虚劳,症见心悸气短、头晕目眩、倦怠乏力、腰膝酸软、面色苍白、唇甲色淡或伴出血;再生障碍性贫血、缺铁性贫血见上述证候者
181	芪蛭降糖片	中国药典2020年版一部	黄芪1 000 g,地黄830 g,黄精830 g,水蛭670 g	益气养阴,活血化瘀。用于气阴两虚兼血瘀所致的消渴病,症见口渴多饮、多尿易饥、倦怠乏力、自汗盗汗、面色晦暗、肢体麻木;2型糖尿病见上述证候者

序号	药品名称	处方来源	处 方	功效主治
182	芪蛭降糖胶囊	中国药典2020年版一部	黄芪 1 000 g,地黄 830 g,黄精 830 g,水蛭 670 g	益气养阴,活血化瘀。用于气阴两虚兼血瘀所致的消渴病,症见口渴多饮、多尿易饥、倦怠乏力、自汗盗汗、面色晦暗、肢体麻木;2型糖尿病见上述证候者
183	肾炎舒片	中国药典2020年版一部	苍术 125 g,茯苓 150 g,白茅根 125 g,防己 75 g,人参(去芦)50 g,黄精 75 g,菟丝子 75 g,枸杞子 75 g,金银花 125 g,蒲公英 150 g	益肾健脾,利水消肿。用于脾肾阳虚、水湿内停所致的水肿,症见浮肿、腰痛、乏力、怕冷、夜尿多;慢性肾炎见上述证候者
184	金花明目丸	中国药典2020年版一部	熟地黄 210 g,盐菟丝子 140 g,枸杞子 140 g,五味子 21 g,白芍 70 g,黄精 210 g,黄芪 140 g,党参 70 g,川芎 63 g,菊花 42 g,决明子(炒)70 g,车前子 70 g,密蒙花 42 g,鸡内金(炒)70 g,金荞麦 70 g,山楂 70 g,升麻 42 g	补肝,益肾,明目。用于老年性白内障早、中期属肝肾不足、阴血亏虚证,症见视物模糊、头晕、耳鸣、腰膝酸软
185	参精止渴丸	中国药典2020年版一部	红参 135 g,黄芪 135 g,黄精 270 g,茯苓 135 g,白术 135 g,葛根 135 g,五味子 27 g,黄连 27 g,大黄 27 g,甘草 27 g	益气养阴,生津止渴。用于气阴两亏、内热津伤所致的消渴,症见少气乏力、口干多饮、易饥、形体消瘦;2型糖尿病见上述证候者

序号	药品名称	处方来源	处 方	功效主治
186	活力苏口服液	中国药典2020年版一部	何首乌(制)1000 g,淫羊藿300 g,黄精(制)440 g,枸杞子300 g,黄芪440 g,丹参220 g	益气补血,滋养肝肾。用于年老体弱,精神萎靡,失眠健忘,眼花耳聋,脱发或头发早白,属气血不足,肝肾亏虚者
187	冠脉宁胶囊	中国药典2020年版一部	丹参112.5 g,没药(炒)25.5 g,鸡血藤112.5 g,血竭25.5 g,醋延胡索45 g,当归45 g,郁金45 g,何首乌(制)75 g,炒桃仁30 g,酒黄精75 g,红花30 g,葛根112.5 g,乳香(炒)25.5 g,冰片4.5 g	活血化瘀,行气止痛。用于胸部刺痛、固定不移、入夜更甚,心悸不宁,舌质紫暗,脉沉弦;冠心病,心绞痛,冠状动脉供血不足见上述证候者
188	障眼明片	中国药典2020年版一部	石菖蒲22 g,决明子30 g,肉苁蓉37 g,葛根37 g,青葙子30 g,党参48 g,蔓荆子30 g,枸杞子48 g,车前子37 g,白芍45 g,山茱萸24 g,甘草22 g,菟丝子61 g,升麻7 g,薏仁(去内果皮)37 g,菊花37 g,密蒙花37 g,川芎30 g,酒黄精37 g,熟地黄61 g,关黄柏30 g,黄芪48 g	补益肝肾,退翳明目。用于肝肾不足所致的干涩不舒、单眼复视、腰膝酸软或轻度视力下降;早、中期老年性白内障见上述证候者
189	稳心颗粒	中国药典2020年版一部	党参 300 g,黄精 400 g,三七60 g,琥珀40 g,甘松200 g	益气养阴,活血化瘀。用于气阴两虚,心脉瘀阻所致的心悸不宁、气短乏力、胸闷胸痛;室性早搏、房性早搏见上述证候者

201

序号	药品名称	处方来源	处 方	功效主治
190	澳泰乐颗粒	中国药典2020年版一部	返魂草 1 000 g,郁金 50 g,黄精 50 g,白芍 15 g,麦芽 100 g	舒肝理气、清热解毒。用于肝郁毒蕴所致的胁肋胀痛、口苦纳呆、乏力;慢性肝炎见上述证候者
191	糖脉康颗粒	中国药典2020年版一部	黄芪 240 g,地黄 260 g,赤芍 260 g,丹参 240 g,牛膝 150 g,麦冬 150 g,葛根 150 g,桑叶 150 g,黄连 50 g,黄精 150 g,淫羊藿 200 g	养阴清热,活血化瘀,益气固肾。用于糖尿病气阴两虚兼血瘀所致的倦怠乏力、气短懒言、自汗、盗汗、五心烦热、口渴喜饮、胸中闷痛、肢体麻木或刺痛、便秘、舌质红少津、舌体胖大、苔薄或花剥或舌黯有瘀斑、脉弦细或细数,或沉涩等症及2型糖尿病并发症见上述证候者
192	黄精赞育胶囊	上海新亚	何首乌(制)、黄精(酒制)、枸杞子、菟丝子、五味子、熟地黄、肉苁蓉、淫羊藿、紫河车、续断、党参、当归、丹参、蒲公英、败酱草、蛇床子、蜂房(炒)、水蛭、牡蛎、车前子(盐炒)	补肾填精,清热利湿。用于肾虚精亏夹湿热型弱精子症、少精子症引起的男性不育,症见腰膝酸软,阴囊潮湿等,精液检查见精子稀少,活动力差

附件二　以黄精为原料的保健食品

序号	产品名称	批准文号	申请人中文名称	保健功能	主要原料
1	依乐喜牌西洋参黄芪黄精胶囊	国食健注G20170006	吉林省徐氏生物医药有限公司	辅助降血糖	苦瓜提取物、黄精提取物、黄芪提取物、桑叶提取物、西洋参提取物、吡啶甲酸铬
2	美林康牌玛咖人参黄精胶囊	国食健注G20210095	威海紫光金奥力生物技术有限公司	本品经动物实验评价,具有增强免疫力的保健功能	黄精提取物、玛咖粉（经辐照）、人参提取物
3	美林康牌玛咖人参黄精片	国食健注G20210096	威海紫光金奥力生物技术有限公司	本品经动物实验评价,具有增强免疫力的保健功能	黄精提取物、玛咖粉（经辐照）、人参提取物
4	劲牌黄精肉苁蓉胶囊	国食健注G20210044	劲牌持正堂药业有限公司	本品经动物实验评价,具有缓解体力疲劳的保健功能	山茱萸、肉苁蓉、菟丝子、黄精、马鹿茸（经辐照）
5	孔雀河牌红景天黄精胶囊	国食健注G20140446	甘南吉祥香巴拉旅游产品有限责任公司	本品经动物实验评价,具有增强免疫力的保健功能	红景天、牦牛鞭、黄精、茯苓、淫羊藿、党参、红花、蝙蝠蛾拟青霉菌丝体粉、羊肚菌
6	震宇牌人参黄精丸	国食健注G20130378	新化县震宇生物工程有限公司	本品经动物实验评价,具有增强免疫力的保健功能	当归、熟地黄、女贞子、枸杞子、黄精、人参
7	随爽牌茶叶黄芪黄精片	国食健注G20130440	中国农业科学院茶叶研究所	本品经动物实验评价,具有缓解体力疲劳、增强免疫力的保健功能	茶叶提取物、黄芪提取物、黄精提取物、枸杞子提取物
8	亮奇典牌芜菁黄精枸杞子口服液	国食健注G20141195	长沙市亮奇典医药科技有限公司	本品经动物实验评价,具有增强免疫力的保健功能	芜菁、黄精、枸杞子

序号	产品名称	批准文号	申请人中文名称	保健功能	主要原料
9	今正牌淫羊藿人参黄精胶囊	国食健注G20060187	陕西今正药业有限公司	本品经动物试验评价，具有缓解体力疲劳、增强免疫力的保健功能	枸杞子、巴戟天、黄芪、山药、芡实、淫羊藿、黄精、茯苓、人参
10	东宁牌西洋参黄精胶囊	国食健注G20141256	辽宁东宁药业有限公司	本品经动物实验评价，具有缓解体力疲劳的保健功能	刺五加、黄精、枸杞子、西洋参
11	汉草堂牌黄精地黄片	国食健注G20140710	辽宁汉草堂中药有限公司	辅助降血糖	地黄提取物、黄精提取物、玉竹提取物、桑白皮提取物、苦荞麦提取物、吡啶甲酸铬
12	游牧一族肉®苁蓉黄精茶	国食健注G20090540	内蒙古游牧一族生物科技有限公司	本品经动物实验评价，具有缓解体力疲劳的保健功能	
13	武当紫霄牌杜仲黄精酒	国食健注G20130563	湖北武当酒业股份有限公司	本品经动物实验评价，具有增强免疫力、缓解体力疲劳的保健功能	杜仲、黄精、巴戟天、淫羊藿、马鹿茸
14	陆圣康源牌茶多酚苦瓜黄精胶囊	国食健注G20130915	遵义陆圣康源科技开发有限责任公司	辅助降血糖	苦瓜提取物、黄精提取物、黄芪提取物、茶多酚、桑叶提取物、姜黄提取物
15	诺尔牌黄精黄芪胶囊	国食健注G20070066	上海诺尔生物科技有限公司	辅助降血糖	苦瓜干、黄精、黄芪、桑叶、三七、吡啶甲酸铬
16	颐生堂牌人参苦瓜黄精胶囊	国食健注G20090350	陕西今正药业有限公司	辅助降血糖	苦瓜、黄精、葛根、人参
17	胜兰牌桑叶黄精三七片	国食健注G20130879	上海聂氏实业发展有限公司	辅助降血糖	葛根、三七、桑叶提取物、黄精提取物、地骨皮提取物
18	升甲牌黄精枸杞西洋参片	国食健注G20130667	哈尔滨乐泰生物科技有限公司	本品经动物实验评价，具有增强免疫力的保健功能	西洋参、黄精、枸杞子、黄芪、当归、桑椹、女贞子

序号	产品名称	批准文号	申请人中文名称	保健功能	主要原料
19	仙客来牌灵芝黄精胶囊	国食健注G20200524	江西仙客来生物科技有限公司	本品经动物实验评价,具有增强免疫力、缓解体力疲劳的保健功能	蝙蝠蛾拟青霉菌粉、黄精提取物、
20	大志牌黄精淫羊藿巴戟天胶囊	国食健注G20100301	陕西大志药业有限公司	本品经动物实验评价,具有缓解体力疲劳的保健功能	黄精、枸杞子、淫羊藿、巴戟天、山药(经辐照)
21	依源牌铁皮石斛枸杞黄精片	国食健注G20200435	苏州神元生物科技股份有限公司	本品经动物实验评价,具有增强免疫力的保健功能	铁皮石斛、黄精、枸杞子、D-甘露糖醇、硬脂酸镁、薄膜包衣粉(聚乙烯醇、滑石粉、聚乙二醇、吐温-80)
22	麻儿卡牌玛咖黄精淫羊藿片	国食健注G20200460	西藏藏草宜生生物科技有限公司	本品经动物实验评价,具有增强免疫力、缓解体力疲劳的保健功能	
23	创隆®枸杞子黄精饮料	国食健注G20200446	上海创隆生物技术有限公司	本品经动物实验评价,具有缓解体力疲劳的保健功能	枸杞子、黄精、山药、菊花、甘草、乌梅、陈皮、白砂糖、柠檬酸、纯化水
24	青方偈®枸杞子黄精饮料	国食健注G20200446	苏州凯祥生物科技有限公司	本品经动物实验评价,具有缓解体力疲劳的保健功能	枸杞子、黄精、山药、菊花、甘草、乌梅、陈皮
25	郭百年牌磷脂黄精片	国食健注G20090334	洛阳康华生物制品有限公司	辅助改善记忆	
26	筑元吉康牌黄精女贞子佛手颗粒	国食健注G20200394	北京筑元吉康科技有限责任公司	本品经动物实验评价,具有增强免疫力的保健功能	

序号	产品名称	批准文号	申请人中文名称	保健功能	主要原料
27	萃美天谷牌黄芪黄精西洋参含片	国食健注G20200361	陕西天谷生物科技集团有限公司	本品经动物实验评价,具有增强免疫力的保健功能	
28	十二时辰®太子参黄精酒	国食健注G20200353	中食北山(福建)酒业有限公司	本品经动物实验评价,具有增强免疫力、缓解体力疲劳的保健功能	
29	太一牌桑芪黄精胶囊	国食健注G20120231	浙江华方生命科技有限公司	辅助降血糖	
30	禾鹤牌拟黑多刺蚁黄精口服液	国食健注G20080594	北京聚励生物科技有限公司	本品经动物实验评价,具有增强免疫力的保健功能	黄芪、黄精、肉桂、薏苡仁、木瓜、大枣、白芍、拟黑多刺蚁、西洋参
31	精溢牌肉苁蓉黄精口服液	国食健注G20200253	内蒙古鸿茅药业有限责任公司	本品经动物实验评价,具有增强免疫力、对化学性肝损伤有辅助保护作用的保健功能	葛根、枳椇子、黄精、桑椹、肉苁蓉、枸杞子、蜂蜜、山梨酸钾、纯化水
32	博旺牌黄精人参胶囊	国食健注G20090227	湖南华夏子懿科技有限公司	本品经动物实验评价,具有增强免疫力的保健功能	黄精、人参、巴戟天、何首乌(制)、枸杞子、淀粉
33	鸿洋神牌制何首乌黄精胶囊	国食健注G20200171	威海百合生物技术股份有限公司	本品经动物实验评价,具有增强免疫力的保健功能	
34	艾蓝迪牌黄精玉竹三七胶囊	国食健注G20200106	山东营养大地健康科技有限公司	辅助降血糖	
35	久丽康源牌西洋参黄精铁皮石斛胶囊	国食健注G20200136	云南久丽康源石斛开发有限公司	本品经动物实验评价,具有增强免疫力的保健功能	铁皮石斛、西洋参、麦冬、黄精、淀粉、硬脂酸镁

中益黄精

序号	产品名称	批准文号	申请人中文名称	保健功能	主要原料
36	神曲牌黄精枸杞胶囊	国食健注G20120134	江苏神曲医药有限公司	本品经动物实验评价，具有增加骨密度的保健功能	
37	亮奇典牌芜菁黄精枸杞子口服液	国食健注G20141195	长沙市亮奇典医药科技有限公司	本品经动物实验评价，具有增强免疫力的保健功能	芜菁、黄精、枸杞子
38	艾立健牌参灵黄精胶囊	国食健注G20110037	上海皓澎医药科技有限公司	本品经动物实验评价，具有增强免疫力、缓解体力疲劳的保健功能	
39	三圣宝牌黄精巴戟胶囊	国食健注G20100461	洛阳康华生物制品有限公司	本品经动物实验评价，具有缓解体力疲劳的保健功能	
40	九龙星牌西洋参马鹿茸黄精片	国食健注G20130027	山东德圣医药科技有限公司	本品经动物实验评价，具有缓解体力疲劳的保健功能	西洋参、马鹿茸、黄精、巴戟天、菟丝子、覆盆子
41	港生牌人参决明子黄精口服液	国食健注G20080612	山西港生药业研发有限公司	辅助降血脂、辅助降血糖	
42	邦特养康牌黄芪黄精茯苓人参蛹虫草陈皮口服液	国食健注G20120531	连云港邦特生物科技有限公司	本品经动物实验评价，具有增强免疫力、缓解体力疲劳的保健功能	黄芪、黄精、茯苓、蛹虫草、人参、陈皮
43	石药牌蝙蝠蛾拟青霉黄精黄芪口服液	国食健注G20190511	江苏泰诺医药有限公司	增强免疫力	蝙蝠蛾拟青霉、黄精、黄芪
44	九斛堂牌铁皮石斛三七黄精咀嚼片	国食健注G20190436	光明食品集团云南宏晟生物制品有限公司	本品经动物实验评价，具有增强免疫力的保健功能	

序号	产品名称	批准文号	申请人中文名称	保健功能	主要原料
45	华信牌黄精片	国食健注G20120301	芜湖华信生物药业股份有限公司	本品经动物实验评价,具有增强免疫力的保健功能	
46	新麓牌鹿茸黄精酒	国食健注G20050815	新疆金鹿药业有限公司	本品经动物实验评价,具有缓解体力疲劳的保健功能	
47	强仕牌黄精黄芪酒	国食健注G20190289	山东诸城密州酒业有限公司	增强免疫力	
48	缔造牌熟地黄茯苓黄精软胶囊	国食健注G20190276	四川缔造生物工程有限公司	增强免疫力	蝙蝠蛾拟青霉菌丝体粉、枸杞提取物、茯苓提取物、熟地黄提取物、山药提取物、黄精提取物、大豆油、明胶、甘油、纯化水、可可壳色素、二氧化钛
49	京都安顺堂®阿胶枸杞颗粒	国食健注G20120345	江西安顺堂生物科技有限公司	本品经动物实验评价,具有增强免疫力的保健功能	阿胶、枸杞子、黄精、茯苓、大枣
50	天美健牌黄芪黄精人参胶囊	国食健注G20130704	江苏天美健大自然生物工程有限公司	本品经动物实验评价,具有缓解体力疲劳的保健功能	黄芪、杜仲、黄精、沙棘、人参
51	和方堂牌桑葫黄精胶囊	国食健注G20110601	北京和方堂生物科技有限公司	辅助降血糖	
52	完美牌健扬胶囊	国食健注G20090491	完美(中国)有限公司	本品经动物实验评价,具有缓解体力疲劳的保健功能	黄精提取物、巴戟天提取物、枸杞子提取物、灵芝提取物、制何首乌提取物、三七提取物

序号	产品名称	批准文号	申请人中文名称	保健功能	主要原料
53	南洋佰发牌黄精枸杞胶囊	国食健注G20110273	苏州科豪生物制品有限公司	本品经动物实验评价,具有缓解体力疲劳的保健功能	熟地黄、枸杞子、黄精、女贞子、西洋参
54	咖特牌太子参黄精巴戟马鹿茸胶囊	国食健注G20100069	无锡千泉药业有限公司	本品经动物实验评价,具有缓解体力疲劳的保健功能	
55	必邦牌参杞黄精胶囊	国食健注G20090279	西安百姓堂生物科技有限公司	本品经动物实验评价,具有缓解体力疲劳的保健功能	
56	瑞芝牌熟地丹杞黄精胶囊	国食健注G20190177	山西瑞芝生物科技有限公司	本品经动物实验评价,具有缓解体力疲劳的保健功能	熟地、枸杞子、山药、黄精、橘皮、砂仁、丹参
57	益智仁牌黄精益智仁胶囊	国食健注G20120202	广西强寿药业集团有限公司	辅助改善记忆	
58	方中方牌黄精太子参胶囊	国食健注G20120402	北京方中方科技有限公司	本品经动物实验评价,具有增强免疫力的保健功能	太子参、沙棘、麦冬、当归、黄精、茯苓、淀粉、硬脂酸镁
59	郭百年牌淫羊藿黄精胶囊	国食健注G20090237	洛阳康华生物制品有限公司	本品经动物实验评价,具有增强免疫力的保健功能	淫羊藿、枸杞子、桑椹、黄精、山药、山茱萸、金银花、川芎、葛根、白术、茯苓
60	易德堂牌蝙蝠蛾被毛孢灵芝黄精胶囊	国食健注G20190133	北京优倍特健康科技有限公司	本品经动物实验评价,具有增强免疫力的保健功能	蝙蝠蛾被毛孢菌丝体粉、灵芝提取物、黄精提取物、淀粉、硬脂酸镁
61	同仁堂牌黄精党参酒	国食健注G20080656	北京同仁堂股份有限公司同仁堂药酒厂	抗氧化、增强免疫力(经动物实验评价,具有增强免疫力的保健功能)	
62	金博元牌西洋参黄精胶囊	国食健注G20190023	郑州好福星药业有限公司	增强免疫力	西洋参提取物、马鹿茸粉、黄精提取物、牛磺酸、硬脂酸镁

序号	产品名称	批准文号	申请人中文名称	保健功能	主要原料
63	百禾牌锌黄精枸杞子口服液	国食健注G20100145	江西百禾药业有限公司	辅助改善记忆	
64	斯巴达®淫羊藿沙棘黄精黄芪桑葚牛磺酸胶囊	国食健注G20110357	惠州市鑫福来实业发展有限公司	本品经动物实验评价,具有缓解体力疲劳的保健功能	
65	博苗氏牌淫羊藿人参鹿茸黄精枸杞胶囊	国食健注G20090446	遵义康神王生物科技有限公司	本品经动物实验评价,具有增强免疫力、缓解体力疲劳的保健功能	人参粉、淫羊藿提取物、马鹿茸粉、枸杞子提取物、黄精提取物、淀粉、硬脂酸镁
66	嘉力康牌黄精灵芝西洋参颗粒	国食健字G20110463	杭州嘉利康食品工程有限公司	增强免疫力	黄精、灵芝、西洋参、蝙蝠蛾拟青霉菌粉、枸杞子、糊精、白砂糖
67	樟子松牌西洋参枸杞鹿茸黄精酒	国食健注G20130296	大兴安岭兴安鹿业有限公司	经动物实验,具有缓解体力疲劳的保健功能	马鹿茸、西洋参、黄精、枸杞子
68	全芝坊®玛咖马鹿茸西洋参胶囊	国食健注G20150963	上海明安旭生物科技有限公司	经动物实验,具有缓解体力疲劳的保健功能	玛咖粉、马鹿茸、西洋参提取物、黄精提取物、淫羊藿提取物
69	海王牌阿胶当归黄精铁颗粒	国食健注G20150456	杭州海王生物工程有限公司	改善营养性贫血	阿胶、当归、黄精、乳酸亚铁
70	德御堂牌黄精茶色素胶囊	国食健注G20070324	北京天康伟业科技有限公司	辅助降血糖、辅助降血脂	黄精、荞麦、桑椹、茶色素、吡啶甲酸铬
71	久丽康源®铁皮石斛西洋参黄精茶	国食健注G20150020	云南久丽康源石斛开发有限公司	经动物实验,具有缓解体力疲劳的保健功能	铁皮石斛、西洋参、枸杞子、黄精

序号	产品名称	批准文号	申请人中文名称	保健功能	主要原料
72	台乌牌乌药黄精颗粒	国食健注G20090278	浙江红石梁集团天台山乌药有限公司	经动物实验,具有缓解体力疲劳的保健功能	乌药、西洋参、黄精、刺五加、淫羊藿、枸杞子
73	庆缘康®黄精西洋参当归淫羊藿胶囊	国食健字G20141132	江苏省庆缘康生物科技有限公司	缓解体力疲劳	黄精提取物、西洋参提取物、当归提取物、淫羊藿提取物、淀粉、硬脂酸镁
74	红荔®人参蛤蚧黄精枸杞子熟地麦冬肉桂酒	国食健字G20130104	广东顺德酒厂有限公司	缓解体力疲劳	人参、蛤蚧、黄精、枸杞子、熟地黄、麦冬、肉桂、白砂糖、三氯蔗糖、白酒、纯化水
75	西汉尊牌人参黄精口服液	国食健字G20080522	湖南西汉尊生物科技有限公司	增强免疫力	人参、黄芪、枸杞子、女贞子、黄精、淫羊藿、麦芽、肉桂、蜂蜜、苯甲酸钠、水
76	地奥®紫黄精口服液	国食健字G20050181	成都地奥九泓制药厂	免疫调节	黄芪、紫锥菊
77	地奥®紫黄精片	国食健字G20050083	成都地奥九泓制药厂	免疫调节	紫锥菊、黄芪、微粉硅胶、羧甲基淀粉钠、硬脂酸镁
78	方普牌猴菇黄精胶囊	国食健字G20040067	北京方普医药科技发展有限责任公司	对化学性肝损伤有辅助保护作用	猴头菇多糖、黄精提取物、甘草提取物、β-环状糊精

编后记

为深入贯彻落实习近平总书记关于中益黄精产业"选准了就要发展好"的重要指示精神和殷殷嘱托，充分发挥中益黄精的资源优势，进一步推动中益黄精"塑品牌、增质效、促发展"，讲好中益黄精历史人文故事，2022年10月，我们决定编写这本《中益黄精》。

经过将近一年时间的采编校对工作，《中益黄精》一书终于成稿即将付印。在采编过程中，我们除了查阅黄精分布、种类、栽培以及历史典籍考证、古诗记录、神仙方（药方）等资料，对黄精成分和食用药用功效的现代科技研究成果进行收集外，还多次前往中益乡黄精生产基地、生产加工厂家和广大农户家中，收集整理了中益黄精的传奇故事、产业成果、当地趣谈和当地作家作者关于黄精的文学作品，经过认真汇编并收录入书，以供读者对中益黄精产业有全面的了解。

在本书编写过程中，我们得到了中益乡党委、乡政府、华溪村和黄精生产加工企业等的大力支持，也得到了石柱作家协会和丰都、万州等区县作家作者等的帮助，在此一并致谢！

由于时间仓促，加上编者团队的水平所限，书中难免有错误和不完善的地方，诚望方家和读者不吝批评指正！

《中益黄精》编写组